당뇨병, 약 없이
영양요법으로
끝낼 수 있다

가사하라 도모코 지음 | 배영진 옮김

전나무숲

당뇨병 자가검진 체크 리스트

■ **몸 상태**

1. 다리에 쥐가 자주 난다.	☐
2. 손발톱이 약해졌다. 빠지거나 갈라지는 일이 많다.	☐
3. 갑자기 비염에 걸리기도 하고 피부가 가려운 일이 잦다.	☐
4. 평소 체온이 평균체온보다 낮다.	☐
5. 살이 잘 빠지지 않는다.	☐
6. 걸핏하면 입안에 염증이 생긴다.	☐
7. 많은 약을 먹고 있다.	☐
8. 목이 마를 때가 많다.	☐
9. 입맛이 바뀌었다는 말을 종종 듣는다.	☐
10. 예전만큼 술을 마시지 못한다.	☐
11. 빈혈 증세를 가끔 느낀다.	☐
12. 몸이 차가울 때가 많다.	☐
13. 스트레스는 느끼지 않지만, 휴일에도 가만히 있지를 못한다.	☐
14. 잠들기가 힘들다. 자려고 하면 눈이 말똥말똥해진다.	☐
15. 변비가 있다. 변의 첫 부분이 딱딱하다.	☐

- 5개 문항 이상에 체크 : 당뇨병에 특별히 주의해야 한다.
- 1~12번 문항에 해당 : 영양소(비타민·미네랄) 부족이 의심된다.(제2장 참조)
- 13~15번 문항에 해당 : 스트레스 해소가 필요하다.

■ 식사와 생활

1.	부모, 형제 등 친족 중에 당뇨병이나 암 환자가 있다.	☐
2.	저녁형 인간이라 밤 늦게까지 깨어 있고 아침에 일찍 일어나지 못한다.	☐
3.	먹지 않으면 활력이 생기지 않는다고 생각한다.	☐
4.	식사를 빨리 하는 편이다.	☐
5.	섭취열량은 밥과 같은 주식을 중심으로 계산한다.	☐
6.	자신이 스트레스를 받기 쉬운 환경에 처해 있다고 생각한다.	☐
7.	술을 자주 마신다.	☐
8.	설탕이 들어간 캔커피나 청량음료를 자주 마신다.	☐
9.	채소 요리를 그다지 즐겨 먹지 않는다.	☐
10.	가공한 채소나 냉동식품, 레토르트식품을 자주 먹는다.	☐
11.	음식을 큰 접시에 많이 담은 후 작은 접시에 덜어 먹는다.	☐
12.	수면 부족 상태가 계속되고 있다.	☐

- 4개 문항 이상에 체크 : 생활습관병에 주의한다.
- 1, 5, 9, 11번 문항에 해당 : 점수를 계산할 때 1점을 가산한다.

당뇨병은
영양 부족이 원인이다

"당뇨병은 영양이 부족하여 생깁니다."

이런 이야기를 들으면 당신은 어떤 생각이 드는가? 혹 다음과 같이 반박하고 싶지는 않은가?

"무슨 소리야! 영양을 너무 많이 섭취해서 당뇨병에 걸리는 거 잖아?"

그런데, 부족한 영양을 보충하면 건강을 되찾을 수 있다.

"병원에서 정해준 대로 식이요법을 하는데도 혈당이 떨어지지 않아", "이제 낫기는 글렀어!", "약은 빼놓지 않고 잘 먹는데, 점점 약의 종류와 합병증이 늘고 있어"…, 이런 말들을 들으면 약을 취급하는 사람으로서 가슴이 아프다.

내가 당뇨병과 싸우게 된 계기는 20년도 훨씬 전인 어느 해 가을 약국을 찾아온 마흔 살을 넘긴 한 남성 때문이었다.

"당뇨병을 좀 고쳐주세요. 의사가 이제 나을 가능성이 없다고 하네요. 나에겐 어린 자식이 둘이나 있어요. 아직 유치원에도, 초등학교에도 들어가지 않은 딸들이에요. 곧 시력을 잃을 것이라고 진단되어 트럭 운전직에서도 쫓겨났어요. 아내 혼자 힘으로는 가족을 먹여 살릴 수 없어요."

당시에 나는 어린 자식들을 돌보며 약국을 운영하던 터라 그에게 크게 신경 쓰지 못한 채 분주하게 하루하루를 지내야 했다. 그 사이에 그는 시력이 점점 떨어져 외출도 마음대로 할 수 없는 지경에 이르렀다.

그러던 어느 날, 신문의 부고(訃告)란에서 그 사람의 이름을 보았다. 전화로 들은 그 사람의 마지막 말이 아직도 생생하다.

"도와줘요. 난 살아서 애들을 돌봐야 해요! 당뇨병이 무섭다는 건 약사님도 잘 알고 있잖아요. 그러니까 제발 도와줘요, 네?"

당뇨병이 얼마나 무서운 병인가를 실감한 '사건'이었다. 이후로 나는 가급적 약을 쓰지 않고 건강을 회복하는 방법을 연구하기 시작하였다. 당뇨병으로 가장을 비롯한 가족을 잃는 집을 한 집이라도 줄이고 싶은 마음이 간절했다. 그런데 한창 시행착오를 겪던 중에 큰일이 나버렸다. 친정아버지가 쓰러지신 것이다. 그때 알게 된 사실인데, 아버지는 당뇨병을 앓고 계셨다고 한다. 그로 인해 뇌출혈을 일으켜 쓰러지신 것이라고 했다.

내 이야기를 꺼내 미안하지만, 나는 어릴 때부터 몸이 약한 편이었다. 고열이 잦아 거의 한 달에 한 번은 체온이 40℃까지 오르는 경험을 했다. 게다가 약을 먹어도 부작용이 생기기 쉬운 체질이었다. 약을 먹으면 바로 입안에 염증이 생겨서 아무것도 먹지 못하였다. 부모님은 그런 나를 적절한 식이 조절로 정성 들여 키워주셨다. 내가 약사가 되는 길을 택하였던 이유 중에는 어렸을 때 받은 부모님의 은혜에 보답한다는 뜻도 있었다.

아버지는 "우리 집안은 암도 당뇨병도 없는 집안이야!"라고 큰소리를 치곤 하셨지만, 내가 멀리 시집간 뒤에 쓸쓸한 심정을 달래려고 술을 입에 대면서 당뇨병을 얻으신 모양이다. 당뇨병 자체는 초기인 것 같았지만, 살이 너무 쪄서 다이어트를 하겠다는 다짐을 나에게 전화로 알린 그 이튿날 아침에 쓰러지신 것이다.

주위 사람들이 아무리 애를 써도 합병증인 뇌출혈·뇌경색·심근경색이라는 대혈관장애를 예방할 수 없다는 것이 당뇨병의 무서운 점이다. 이 책으로 많은 사람들이 당뇨병의 실체를 깨닫는다면 아버지의 은혜를 대신 갚을 수 있지 않을까 생각한다.

약을 쓰지 않고 당뇨병을 개선하는 방법을 연구하는 과정에서 나는 새로운 사실을 발견하고는 적잖이 당황했던 기억이 있다. 당뇨병은 뚱뚱한 사람만 걸린다고 생각했는데, 약국에 오는 환자 수의 절반 이상이 날씬한 사람들이었다! 더욱이 환자들의 입에서는 "왜?"라는 소리가 터져나왔다.

"왜, 이렇게나 살을 많이 뺐는데도 혈당이 낮아지지 않죠?"

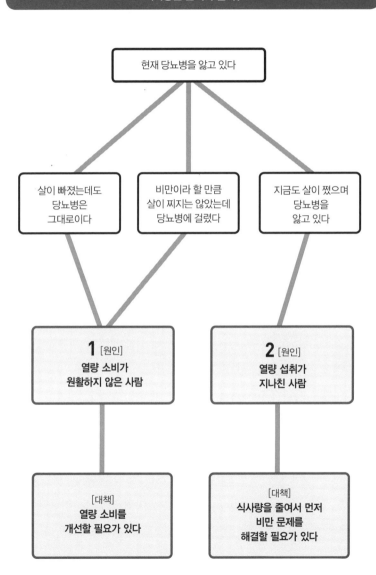

식사량을 줄여야 할까?

현재 당뇨병을 앓고 있다

살이 빠졌는데도 당뇨병은 그대로이다

비만이라 할 만큼 살이 찌지는 않았는데 당뇨병에 걸렸다

지금도 살이 쪘으며 당뇨병을 앓고 있다

1 [원인]
열량 소비가 원활하지 않은 사람

2 [원인]
열량 섭취가 지나친 사람

[대책]
열량 소비를 개선할 필요가 있다

[대책]
식사량을 줄여서 먼저 비만 문제를 해결할 필요가 있다

"왜, 씹는 것만으로 혈당이 낮아지나요?"

"왜, 술을 마시면 안 되죠?"

"왜, 체지방율이 높아졌죠? 왜? 왜? 왜……?"

당뇨병은 뚱뚱한 사람이 걸리는 질환이라고 생각하기 쉽다. 나도 처음에는 그런 생각이 들어서 먼저 비만과 싸우려고 애썼다. 하지만 금세 벽에 부딪히고 말았다. 왜냐하면 당뇨병을 개선하고자 체중을 줄이려고 약국을 찾아온 환자들의 반수가 '보통' 내지는 '마른' 체형이었기 때문이다. 어쩌면 병이 생겼을 때는 비만했을 수도 있다. 의사가 쓴 논문들을 찾아서 읽어보아도 경향은 같았다. 하지만 약국을 찾은 환자들은 이미 비만의 범위를 벗어나 있었다. 이런 상황에서는 체중을 줄이려고 지도할 필요가 없었다. 너무 야위게 되면 오히려 위험요소가 증가하는 까닭이다.

그래서 당뇨병 환자들을 현 시점에서 식사 감량이 필요한 사람과 필요하지 않은 사람으로 나누어보았다. 열량 섭취가 필요 이상으로 많은 사람은 식사량을 줄여서 먼저 비만 문제를 해결하는 게 중요하다. 잘못 먹어서 병이 생긴 유형이니까 식습관을 고치거나 체중을 줄이면 병세를 개선하기 쉽다. 하지만 열량 소비가 원활하지 않은 사람에 관해서는 대책을 찾기가 쉽지 않았다. 대사율을 높여 열량 소비를 개선해주고 싶었으나 방법을 알 수 없었다. 야윈 사람이 식사량을 줄여서 영양소가 부족해지면 대사작용이 더욱 떨어져 병세가 더 나빠질 수 있기 때문이다.

어떻게 지도하는 게 좋을까 하고 방법을 찾던 중에 우연히 놀랄 만한 논문을 발견하였다. 국립건강영양연구소 니시무타 마모루(西牟田 守)가 쓴 〈아연 섭취의 중요성 및 현상−아연은 왜, 어느 정도 필요한가?〉(《식품화학》, 1995년)가 그것이다. 세상에 널리 알려지지는 않았지만 '영양소, 특히 아연으로 당뇨병을 개선할 수 있다'라는 연구 결과를 국가기관에서 오래 전부터 주장하고 있었던 것이다. 이 논문의 요점은 이러하다.

'활성이 높은 세포에는 아연이 많이 들어 있으며, 아연을 잃은 세포는 활성이 떨어진다.'

이어서 '암 예방과 아연, 당뇨병과 아연, 뼈 건강과 아연'이라는 제목으로 간략하게 내용을 기록한 후 다음의 글이 나온다.

'정부가 아연 의약품의 국내 판매를 허가하지 않아서 암이나 당뇨병 환자에게 아연을 투여하는 의료기관이 없다. 그래서 임상자료도 부족하다. 앞으로는 환자가 아연이 풍부한 식품을 직접 섭취하여 스스로 암, 당뇨병, 골다공증, 피부병 등을 극복하는 성과를 올리는 날이 올지도 모른다.'

이 문구는 굉장히 충격적이었다. 의료인의 한 사람으로서 당뇨병으로 고통받는 환자에게 "과식이 원인이다"라는 말을 그동안 너무 쉽게 하지는 않았는지 스스로 반성하는 계기도 되었다. 하지만 이는 어디까지나 환자 스스로 판단하고 풀어야 하는 숙제이다. 나는 약사로서 환자 여러분이 이 문제를 해결하는 데 기꺼이 협력할 것이다.

사실 오늘날의 의료계에는 '영양소를 보충한다'는 개념이 결여되어 있다. 즉 영양소 처방은 건강보험으로 처리되지 않는다. 건강보험이 적용되지 않는 비용을 의료비로 인정하지 않는 의사나 의료 종사자가 많은 게 현실이다. 그렇다 보니 당뇨병 환자가 복용할 약의 종류가 늘어나는 것도 염려된다. 합병증도 마찬가지지만, 평소와는 다른 증세가 나타나면 의사는 새로운 질환을 의심하여 약을 처방하지만, 약사인 나는 그간에 먹었던 약의 부작용을 의심한다. 약을 먹지 않거나, 더 적은 약으로 증상이 개선되기를 바라면서 말이다.

이 책에는 부족한 영양소를 보충해야 하는 필요성과 너무 많이 섭취한 것을 줄이는 방법이 담겨 있다. 당뇨병에는 식사요법과 운동요법이 필요하다고 하는데 운동에 관해서는 적게 실었다. 왜냐하면 약국을 운영하면서 '영양을 적절히 보충한 뒤에 식사요법을 실행하지 않으면 운동 효과를 보기 어렵다'는 사실을 깨달았기 때문이다.

이 책에서 애기할 주제는 '너무 많이 섭취한 음식은 줄이고, 모자라는 영양소는 보충하자'이다. 당뇨병은 대사가 잘못되어 생기는 질환이라고 한다. 섭취한 탄수화물(당질·당분)이 에너지로 원활히 바뀌지 않으면 피로가 쌓이는데, 식사량을 줄이면서 영양소를 보충할 수 있는 식이요법으로 원래의 대사능력을 회복하게 하는 방법이다.

영양소 보충으로 당뇨병을 치료할 수 있다는 발상은 '부족한 영양을 보충한다'라는 아주 간단한 생각에서 나왔다. '대사 과정에 필요한 비타민이나 미네랄 같은 영양소가 부족하더라도 포도당이 원활히 에너지로 바뀔 수 있을까? 비타민과 미네랄이 부족하면 섭취한 3대 영양소(단백질·지방·탄수화물)가 체내 어딘가에서 남아돌지는 않을까? 정말로 대사에 영양소가 필요하다면 먼저 이들 영양소를 보충해보는 게 어떨까?' 이처럼 단순한 의문이 계기가 되어 이끌어낸 해결책이다.

물론 약과 마찬가지로 영양소도 잘못 사용하면 부작용이 생길 수 있다. 이미 인슐린 주사를 맞기 시작한 사람은 특히 조심해야 한다. 부족한 영양소를 보충하여 대사능력을 회복하면 인슐린 과다증으로 저혈당을 일으킬 수 있기 때문이다.

영양소가 부족해진 데에는 원인이 있기 마련이다. 제2장을 참고하여 영양소가 부족하지 않도록 생활습관을 바꾸어 당뇨병을 예방하거나 잘 관리해야 한다.

자, 이제 12~13쪽의 플로차트를 참고하여 당뇨약 끊기에 힘차게 도전해보자. 젊음을 되찾은 멋진 자신의 모습을 그리면서.

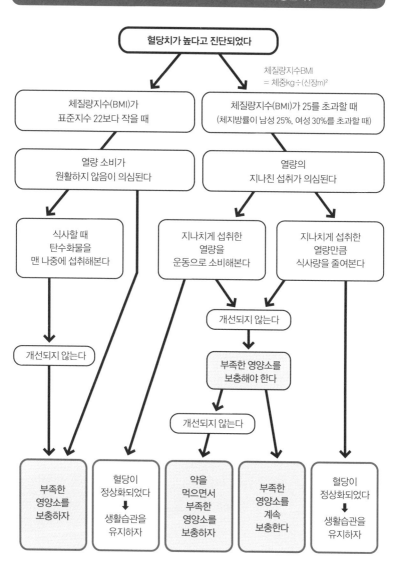

당뇨를 앓고 있는가? 그렇다면 당신은 어떤 유형인가?

혈당치가 높다고 진단되었다

체질량지수BMI
= 체중kg÷(신장m)²

체질량지수(BMI)가
표준지수 22보다 작을 때

체질량지수(BMI)가 25를 초과할 때
(체지방률이 남성 25%, 여성 30%를 초과할 때)

열량 소비가
원활하지 않음이 의심된다

열량의
지나친 섭취가 의심된다

식사할 때
탄수화물을
맨 나중에 섭취해본다

지나치게 섭취한
열량을
운동으로 소비해본다

지나치게 섭취한
열량만큼
식사량을 줄여본다

개선되지 않는다

부족한 영양소를
보충해야 한다

개선되지 않는다

개선되지 않는다

부족한
영양소를
보충하자

혈당이
정상화되었다
↓
생활습관을
유지하자

약을
먹으면서
부족한
영양소를
보충하자

부족한
영양소를
계속
보충한다

혈당이
정상화되었다
↓
생활습관을
유지하자

12

생명 유지에 필요한 5대 영양소

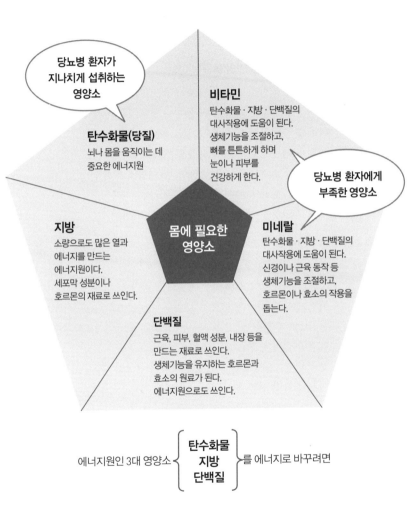

당뇨병 환자가 지나치게 섭취하는 영양소

탄수화물(당질)
뇌나 몸을 움직이는 데 중요한 에너지원

비타민
탄수화물 · 지방 · 단백질의 대사작용에 도움이 된다.
생체기능을 조절하고, 뼈를 튼튼하게 하며 눈이나 피부를 건강하게 한다.

당뇨병 환자에게 부족한 영양소

몸에 필요한 영양소

지방
소량으로도 많은 열과 에너지를 만드는 에너지원이다.
세포막 성분이나 호르몬의 재료로 쓰인다.

미네랄
탄수화물 · 지방 · 단백질의 대사작용에 도움이 된다.
신경이나 근육 동작 등 생체기능을 조절하고, 호르몬이나 효소의 작용을 돕는다.

단백질
근육, 피부, 혈액 성분, 내장 등을 만드는 재료로 쓰인다.
생체기능을 유지하는 호르몬과 효소의 원료가 된다.
에너지원으로도 쓰인다.

에너지원인 3대 영양소 { **탄수화물 지방 단백질** } 를 에너지로 바꾸려면

각 영양소에 알맞은 비타민과 미네랄이 필요하다. 당뇨병이라면 3대 영양소 중에서도 특히 탄수화물(당질)을 필요 이상으로 섭취하고, 비타민 · 미네랄은 부족한 상태이다.

13

차 례

제1장

당뇨병의 원인은 '영양 불균형'이다

● ● ●

당뇨병을 둘러싸고 많은 오해가 떠돈다.
그중 하나가 당뇨병은 '과식'으로 생긴다는 통설이다.
하지만 관점을 달리해 생각하면
'당뇨병은 영양 불균형으로 생긴 병'이라는 사실을 알 수 있다.
당뇨약을 먹어도 치료 효과가 나지 않는 이유는
병의 원인을 잘못 짚었기 때문이다.

당뇨보다 무서운 것은
합병증이다

당뇨병은 자각증상이 없다가 갑자기 생명을 위협하는 무서운 질환이다. 당뇨병에 걸리면 급속히 혹은 몇 년 안에 만성합병증이 생긴다. 수많은 합병증 가운데서도 특히 치명적인 것은 심근경색·뇌출혈·뇌경색 등 혈관이 파열되는 대혈관장애이다. 당뇨병에 걸리면 혈당이 높아지는 현상만으로 동맥경화의 진행이 빨라지고 혈관이 터질 위험에 닥치는 것이다. 말하자면 죽을 때까지 폭탄을 안고 사는 것과 같다.

당뇨병이 얼마나 위험한지는 수치를 통해 확인할 수 있다. 당뇨병 환자가 심근경색을 일으킬 확률은 건강한 사람의 2~3배이고, 당뇨병에 걸릴 위험성이 큰 사람의 1.5~2배에 이른다. 또 건강한 사람보다 뇌출혈·뇌경색이 발병할 확률은 2~3배, 암에 걸릴 확률도 3배 정도 높다. 일본에서만 당뇨병으로 연간 6,000개 이상의 눈이 시력을 잃고, 3,000개 이상의 다리가 잘려나간다. 당뇨병이 악화되어 인공투석을 받기 시작하는 환자의 수는 신부전 환자

8,000명을 훨씬 웃도는 연간 1만 6,000명 이상이다. 이 숫자는 현재 투석 중인 전체 환자 수의 3분의 1에 해당한다.

당뇨병은 이렇게나 무섭다. 더구나 합병증이 나타날 때까지 별다른 자각증상이 없다. 살며시 다가와 체내의 도로인 혈관을 좀먹어서 뇌혈관이나 심혈관까지 단숨에 손상시킨다. 편안히 일상을 보내던 사람이 3분 뒤에 갑자기 목숨을 잃는가 하면, 감기에 걸린게 화근이 되어 대엿새 만에 세상을 떠나는 경우도 있다. 만성질환이지만 짧은 기간 내에 인생을 끝내게도 하는 무서운 면이 있다.

그렇다면 당뇨병 합병증에 대처할 방법은 없는 것일까? 실은 그렇지도 않다. 건강을 적절히 관리하면 대혈관장애의 발병 위험을 줄일 수 있고, 합병증이 생기는 시기도 늦출 수 있다.

대혈관장애 이외의 당뇨병 합병증은 대체로 발병 시기를 예측할수 있다. 당뇨병의 대표적인 3대 합병증에는 말초신경장애, 당뇨병 망막증, 당뇨병 신증이 있는데, 그 발병 시기를 정리하면 다음과 같다.

- **말초신경장애** : 당뇨병에 걸린 지 약 3년 후부터 발병
- **망막증** : 당뇨병에 걸린 지 약 5년 후부터 발병, 실명의 원인
- **당뇨병 신증** : 당뇨병에 걸린 지 약 8년 후부터 발병, 투석이 필요

■■ 당뇨 환자는 자기관리를 소홀히 하면 생명이 위태롭다

3대 합병증이 생기는 시기

0년 **대혈관장애**
심근경색,
뇌출혈,
뇌경색

3년 **말초신경장애**

저리다

5년 **단순한 망막증**

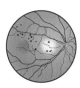

당뇨병으로
안저출혈이 생기고
망막이 벗겨진다

8년 **초기 당뇨병 신증**
알부민이 아주 적다

붓는다

10년 **만성 당뇨병 신증**
간헐적으로
단백뇨가 나타난다

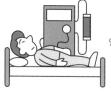

인공투석

당뇨병에 걸렸는데도 아무런 노력을 하지 않으면 위의 예측대로 합병증이 발병할 위험이 크다. 하지만 식사 관리를 비롯한 생활습관을 개선하면 발병 시기를 얼마든지 늦출 수 있다. 당뇨병 치료에 무엇보다 생활습관 개선이 중요하다고 하는 이유가 여기에 있다.

또한 조기 발견, 조기 치료(자기관리)가 필수다. 자신의 몸 상태를 재빨리 파악하여 건강을 관리하는 게 중요하다. 젊은이들 중에는 건강검진을 받지 않거나, 받아도 치료를 하지 않는 사람이 꽤 있는데 이는 매우 위험하다. 무서운 사례를 들면, 시력이 나빠서 안과 진찰을 받다가 당뇨병이 발견되어 졸지에 당뇨병 망막증 치료를 시작한 환자도 있다.

만일 돈이나 시간이 없어서 건강검진을 받을 수 없다면 하다못해 헌혈이라도 정기적으로 할 것을 권한다. 채혈한 뒤에 혈액검사 결과를 보내주는데 그것으로 자신의 건강 상태를 확인할 수 있다.

약에 의존할수록
회복이 어렵다

당뇨병 환자 중에는 '겁낼 거 없어, 약만 먹으면 혈당이 조절돼!' 라며 당뇨병을 너무 쉽게 여기는 이가 있다. 약으로 치료하는 것도 중요하다. 실제로 병원과 약국에서는 반드시 약을 먹도록 처방한다. 하지만 약의 첨부 문서에는 '약을 안 먹어도 낫는 병이다'라는 글귀가 적혀 있다. 이는 의료기관 참고용 설명서에 있는 내용인데, 약의 복용에 관해서는 이러한 조건이 달려 있다.

'단, 식사요법·운동요법만으로 충분한 효과를 얻을 수 없을 때에 국한한다.'

즉 식사요법·운동요법을 적절히 실천한다면 약을 안 먹어도 당뇨병(한국인·일본인에게 많은 제2형 당뇨병)의 개선 효과를 볼 수 있다는 말이다. 반면에 약으로만 치료하려고 한다면 먹어야 할 약만 늘어날 뿐 당뇨병은 낫지 않는다.

실제로 나는 30년 넘게 약국을 경영하고 있지만 당뇨약을 먹고 완치됐다는 이야기를 들은 적이 없다. 어느 의사 단체가 실시한

:: 약의 첨부 문서에 적힌 내용

【효능 · 효과】

제2형 당뇨병

단, 아래에 적힌 치료법으로도 충분한 효과를 얻을 수 없을 때에 국한한다.

① 식사요법 · 운동요법만으로 치료한다.

② 식사요법 · 운동요법에 추가로 설포닐요소(sulfonylurea)계 약을 사용하여 치료한다.

③ 식사요법 · 운동요법에 추가로 티아졸린(thiazoline)계 약을 사용하여 치료한다.

④ 식사요법 · 운동요법에 추가로 비구아나이드(biguanide)계 약을 사용하여 치료한다.

추적조사에서는 약을 늘리거나 주사를 놓아도 낫기는커녕 서서히 악화된다는 결과도 있다.

더욱이 약에는 으레 부작용이 따른다. 무엇보다도 주의해야 할 부작용은 저혈당이다. 저혈당이 되면 몸의 중추인 뇌 기능이 중지되어 목숨까지 위태로워진다. 왜냐하면 포도당이 뇌의 유일한 활동 에너지원이기 때문이다. 게다가 당뇨약의 대부분은 극약으로 지정되어 있다. 당뇨약이 이토록 위험하다는 사실을 꼭 기억해야 한다.

당뇨병은
영양이 부족해 생기는 증상이다

당뇨병은 의사가 처방한 약만 먹어서는 호전되거나 완치되기 어려운 병이다. 그렇다면 약을 먹으면서 자기관리를 철저히 하고 생활을 개선한다고 해서 당뇨병이 호전될까? 그렇게 되면 좋겠지만, 그래도 병이 나아지지 않는 환자가 꽤 있다. 식사를 거르거나 운동요법을 실천하는데도 증세가 나빠지는 사람이 있다는 말이다.

왜 그럴까? 나는 그 이유를 밝히기 위해 연구한 끝에 하나의 결론을 얻었다. 그것은 바로 '포식(飽食) 시대의 영양 부족'이라는 충격적인 사실이다. 당뇨병은 과식 때문에 생기는 병으로 알고 있지만 실은 정반대이다. 즉 영양소가 모자라서 생기는 '부족 병'이다. 그러므로 부족한 영양소를 보충하면 증세는 호전된다.

따라서 약 복용이나 식사요법·운동요법을 실천했는데도 당뇨병이 호전되지 않으면 영양을 보충해야 한다. 그렇지 않으면 당뇨약을 아무리 오래 먹어도 나을 가능성이 희박하다.

당뇨병을 다스리는 열쇠, 영양소

우리가 먹은 음식은 체내에서 대사를 거쳐 에너지로 변한다. 그 에너지의 재료가 되는 물질을 3대 영양소라고 한다. 이들 영양소, 즉 탄수화물(당질)·지방·단백질이 에너지로 바뀌는 작용을 돕는 물질이 비타민B_1, B_2 등과 철·아연·마그네슘 등의 미네랄이다.

대사를 촉진하는 비타민이나 미네랄이 부족하면 섭취한 3대 영양소가 에너지로 바뀌지 못하고 체내에 남아돌게 된다. 이와 같은 상태가 혈액 속에서 일어나면 고혈당·고지혈증이 되며, 지방세포에 축적되면 비만으로 이어져 혈당이 올라가는 사태를 일으킨다. 이것이 당뇨병의 원인 가운데 하나이다. 비타민이나 미네랄이 부족해서 고혈당이 되었다면 당뇨약을 먹거나 식사량을 줄이는 것만으로는 증상이 개선되지 않는 게 당연하다.

비타민은 음식물 속에 매우 적게 함유된 유기물이다. 그중에서도 비타민B군(群)이 부족하면 포도당의 대사가 일어나지 않는다. 비타민B군은 체내에서 합성될 수도 없다. 한편 미네랄(무기물)은 우리 몸의 구성요소인 동시에 몸을 제대로 움직이게 한다. 너무 많거나 적어도 병이 생긴다. 이를테면 미네랄 가운데 철이 부족하여 빈혈 상태가 되면 당의 대사가 충분히 이루어지지 않는다. 대사작용에 필요한 만큼 비타민이나 미네랄을 먹지 않으면 건강을 유지할 수 없는 것이다.

3대 영양소와 비타민·미네랄의 균형이 깨지는 순간 병이 생긴다

25쪽의 도표를 보면서 생각해보자.

섭취한 3대 영양소의 양을 ▨, 3대 영양소에 알맞은 비타민·미네랄의 양을 ▧, 만들어진 에너지의 양을 ■으로 표시하였다.

3대 영양소는 제각기 짝이 맞는 비타민·미네랄이 있어야만 전량이 에너지로 바뀌고, 그 에너지는 몸속에서 기력과 체온으로 변한다. 25쪽의 도표는 건강한 사람과 당뇨병 환자의 대사를 나타낸 것이다. 당뇨병 환자의 경우 섭취한 3대 영양소와 비타민·미네랄의 균형이 무너져 있다.

영양의 불균형은 체형과는 관계없다. 여의었든 뚱뚱하든 섭취한 3대 영양소에 비하여 비타민·미네랄이 부족하면 영양 부족이다. 몇 번이나 강조했듯이 영양 부족을 개선하지 않으면 혈액 속의 포도당을 세포 안으로 들여보낼 수 없고, 설령 들여보내더라도 에너지로 바뀌지 않는다. 그렇기에 식이요법을 할 때는 단순히 식사량을 줄이는 것이 아니라 부족한 영양을 보충하는 것이 가장 중요하다. 이 점을 기본으로 하여 투약·식이요법·운동요법을 적절히 맞추면 증세를 호전시킬 수 있다.

당뇨병은 비만한 사람이 걸리는 질병으로 생각하기 쉬우나 당뇨병 발병자의 50%가 BMI(체질량지수) 25 미만의 보통 체형이다. 우리 약국에 오는 환자들을 보더라도 BMI 25 미만이 52%이며, 그중에서 BMI 22 미만의 마른 체형은 44%나 된다. 마른 체형인데도

하루의 영양 균형에 따른 건강 상태

섭취한 3대 영양소(탄수화물 · 지방 · 단백질)

섭취한 비타민 · 미네랄

식사로 얻은 에너지(기력과 체온)

건강한 사람

탄수화물 지방 단백질	+	비타민 미네랄	⇒	에너지 (기력, 체온)

에너지원인 3대 영양소(탄수화물 · 지방 · 단백질)에 맞는 비타민과 미네랄을 섭취한다. 그 결과 영양소 전부를 에너지로 바꾸어 몸속에서 소비하므로 남는 게 없다.

비만 · 당뇨병 · 고지혈증 환자

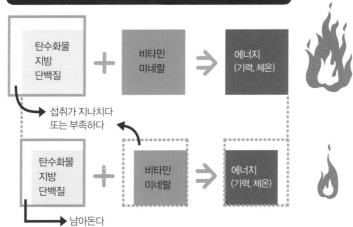

탄수화물
지방
단백질

비타민
미네랄

에너지
(기력, 체온)

섭취가 지나치다
또는 부족하다

탄수화물
지방
단백질

비타민
미네랄

에너지
(기력, 체온)

남아돈다

불구하고 의사에게서 식사량을 줄이라는 지시를 받는 환자도 꽤 있다. 일본후생노동성이 2002년에 발표한 '비만 지수와 사망률의 관계'를 보면 비만한 사람과 여윈 사람의 사망률이 통계적으로 확실히 높았다. 《일본보험학회지 85》(1987)에 실린 당뇨병 환자의 비만도, BMI, 사망률에 관련된 자료를 보아도 경향이 같았다. 이런 자료를 통하여, 당뇨병은 체중 감량만으로 치유할 수 없다는 결론을 얻을 수 있다. 여윈 사람이 식사량을 줄이면 오히려 증상이 더 나빠질 위험성이 커진다. 식사량이 줄어들면 인체에 기본적으로 필요한 비타민이나 미네랄의 양마저 줄어들기 때문이다.

비타민·미네랄이 부족하면 운동 효과도 줄어든다

당뇨병을 치료하려면 운동이 필요하다고들 한다. 하지만 개중에는 운동을 하면 피곤만 할 뿐 증상이 호전되지 않는다는 사람도 있다. 이런 현상도 영양소와 관계있다. 적당히 운동하면 포도당이 인슐린의 도움 없이도 세포 속으로 운반되지만, 이를 분해하여 에너지로 바꾸기 위해서는 비타민과 미네랄이 꼭 필요하다.

장에서 흡수되어 세포로 운반된 포도당이 대사 과정을 거쳐 에너지로 바뀌려면 세포 안을 한 바퀴 돌아서 3단계의 대사 경로를 거쳐야 한다. 식사로 섭취한 탄수화물(밥)이 3단계의 경로를 거칠 때는 비타민과 미네랄이라는 영양소의 도움을 받아야 한다. 3단계의 경로를 거쳐 전부 에너지로 바꾸고 나면 물과 이산화탄소는 배설되고 아무것도 남지 않는다.

만약 비타민과 미네랄 등의 영양소가 부족하면 포도당이 인슐린이나 운동요법의 도움으로 세포로 운반되더라도 대사작용은 일어나지 않는다. 결과적으로 포도당은 에너지로 변하지 못하여 소비되지 않는다. 도리어 지방이나 콜레스테롤을 만드는 쪽으로 대사경로가 바뀌어버린다. 혈당을 낮추는 유일한 호르몬인 인슐린이 포도당을 세포에 들여보낼 때도 미네랄이 필요하다.

다시 말해 당뇨병을 개선하는 핵심은 부족한 영양소를 보충하는 것이다.

체형을 기준으로
치료의 방향을 잡는다

　당뇨병 환자의 상태는 크게 '섭취열량의 과다'와 '소비열량의 부족'으로 나눌 수 있다.

　섭취열량이 너무 많은 상태(29쪽 도표에서 '과다한 사람')는 먼저 식사량을 줄여 비만에서 벗어나면 증세 호전의 길이 열린다. 이에 반하여 섭취한 열량을 전부 소비할 수 없는 상태(29쪽 도표에서 '부족한 사람')는 열량 소비를 개선해야만 증세를 호전시킬 수 있다. 열량 소비를 개선하려면 앞서 설명한 것처럼 비타민과 미네랄을 보충해주어야 한다. 당뇨병 치유의 핵심은 3대 영양소의 하나인 탄수화물(당질)과 비타민·미네랄의 균형을 잡는 일이다. 즉 다음의 두 가지 해결책이 기본이다.

- 부족한 비타민과 미네랄을 보충한다.
- 과다하게 섭취하는 3대 영양소를 줄여야 한다. 특히 탄수화물을 중점적으로 줄인다.

◼◼ 과하거나 부족해도 혈당은 오른다

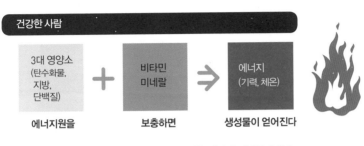

건강한 사람

3대 영양소 (탄수화물, 지방, 단백질)	**+**	비타민 미네랄	**➡**	에너지 (기력, 체온)
에너지원을		**보충하면**		**생성물이 얻어진다**

에너지원인 3대 영양소와 비타민·미네랄이 균형을 이루어 과부족이 없으므로 먹은 게 전부 에너지로 바뀐다. 하지만 3대 영양소의 섭취가 지나치게 많거나 비타민·미네랄이 모자라면 영양이 균형을 잃어버리므로 3대 영양소 중 탄수화물·지방이 남아돌아 혈액 속에 떠돌거나 지방세포에 쌓인다.

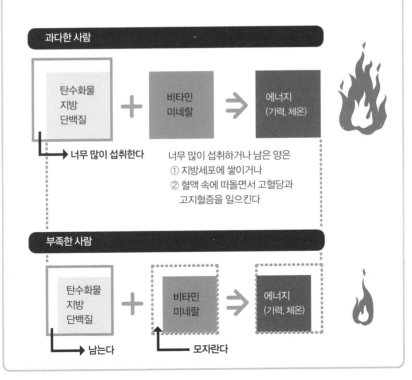

과다한 사람

탄수화물 지방 단백질	**+**	비타민 미네랄	**➡**	에너지 (기력, 체온)

➡ **너무 많이 섭취한다**

너무 많이 섭취하거나 남은 양은
① 지방세포에 쌓이거나
② 혈액 속에 떠돌면서 고혈당과
  고지혈증을 일으킨다

부족한 사람

탄수화물 지방 단백질	**+**	비타민 미네랄	**➡**	에너지 (기력, 체온)

➡ **남는다**　　　┗ **모자란다**

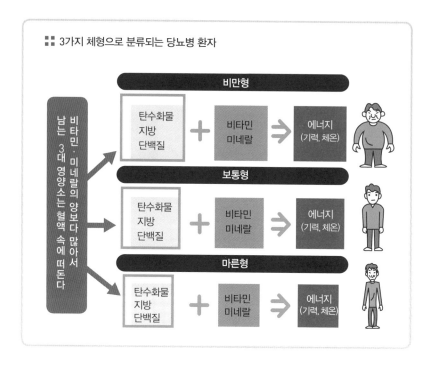

3가지 체형으로 분류되는 당뇨병 환자

비만형

탄수화물
지방
단백질
+
비타민
미네랄
⇒
에너지
(기력, 체온)

보통형

탄수화물
지방
단백질
+
비타민
미네랄
⇒
에너지
(기력, 체온)

마른형

탄수화물
지방
단백질
+
비타민
미네랄
⇒
에너지
(기력, 체온)

비타민·미네랄의 양보다 많아서 남는 3대 영양소는 혈액 속에 떠돈다

자신의 상태가 '보충'과 '줄임' 중에서 어디에 해당하는지 파악해 체중·체온·몸 상태를 관찰하면서 자기관리를 하면 되는 것이다.

섭취열량과 소비열량을 따져 생각해보면 당뇨병 환자는 체형을 기준으로 위의 도표처럼 비만형, 보통형, 마른형으로 구분할 수 있다. 각 체형의 당뇨병 환자가 가진 공통점은 섭취한 3대 영양소보다 비타민·미네랄이 부족하다는 것이다. 즉 남게 되는 3대 영양소는 혈액 속에 떠돌다가 고혈당과 고지혈증을 일으키거나 지방세포에 쌓여서 체지방의 비율을 높이게 된다.

혈액검사 결과를 보면
보충해야 할 영양소가 보인다

영양소를 효과적으로 보충하는 데 중요한 지표가 되는 게 혈액 검사 결과이다. 검사 결과에는 영양을 관리하는 데 중요한 정보가 담겨 있어서 병의 경과를 스스로 확인할 수 있다.

그러니 최근의 혈액검사표는 수시로 볼 수 있도록 가까이 두는 게 좋다. 검사할 때의 몸 상태나 환경도 적어두자. 원래 수치가 높은지 아니면 낮은지, 이번만 높았던 건지, 집안 대대로 높은지, 천천히 나빠지는지, 빨리 나빠지는지, 짐작되는 원인이 있는지 등을 같이 적어놓으면 여러 가지 판단을 내리는 데 도움이 된다.

당뇨병 치료는 빨리 발견해서 빨리 원인을 치료하는 것이 제일 중요하다. 건강검진에서는 검사 기준이 조금 엄격하다는 생각이 들 정도로 '지도·재검사가 필요하다'는 등의 결과가 나올 수도 있다. 당뇨병을 진단을 위해 실시하는 재검에서 당부하시험(糖負荷 試驗)을 다시 할 때는 인슐린이 충분히 분비되는지도 파악할 수 있으므로 이를 관리의 기준으로 삼아도 좋다.

저체온도
영양 부족이 원인이다

흔히 당뇨병 환자는 체온이 낮다고들 한다. 왜 당뇨병에 걸리면 체온이 낮아질까? 실은 이 현상도 영양소와 관련이 있다.

당뇨병 환자는 에너지원인 3대 영양소를 소비하는 데 필요한 비타민·미네랄의 섭취량이 부족하다. 이 때문에 본인이 섭취한 비타민·미네랄의 양만큼만 에너지를 만들어내는데, 그 영향으로 체온도 떨어지는 것이다. 이렇게 체온이 낮고 좀처럼 살이 빠지지 않거나 혈당치가 낮아지지 않는 이유는 지방을 분해하고 혈당을 낮추는 데 필요한 비타민·미네랄이 부족한 까닭이다. 저체온일 경우 당뇨병은 호전되지 않는다.

그런데 음식으로 영양소를 골고루 섭취해도 여전히 당뇨병을 안고 사는 사람들이 있다. 왜 그럴까? 그 이유는 우리 몸이 제각기 다르기 때문이다. 나이나 성별은 물론이고 운동량도 다르다. 게다가 기초대사량도 다르니 비타민과 미네랄의 필요량이 당연히 달라진다. 그래서 사람에 따라서는 식사만으로 비타민·미네랄 등의 영양소가 부족할 수도 있는 것이다. 영양소의 균형이 잡혔는지 아닌지를 판단하려면 아침에 일어나자마자 체온을 재보자. 자신의 몸에 맞게 음식으로 영양소를 골고루 섭취하면 대사에 적합한 수준으로 체온이 높아진다.

즉시 식사 내용을 바꾸기가 힘들다면 먹는 순서를 바꾸어보자. 탄수화물(당질)인 밥이나 빵은 제일 나중에 조금만 먹는 것이다. 그와 동시에 부족한 듯 싶은 영양소를 보충하자. 영양제라도 좋다. 먹은 음식이 에너지로 바뀌면 체온이 올라서 기력이 솟고 수면의 질도 좋아진다.

참고로 말하면, 당뇨병 환자가 의욕이 지나치거나 스트레스를 받고 교감신경이 너무 긴장하면 아침부터 체온이 높아진다. 이는 스트레스에서 헤어나지 못할 정도로 의욕이 지나치기 때문이다. 이런 유형의 환자 중에는 불면증에 시달리거나 수면을 짧게 취하는 이도 꽤 있다. 이런 특징을 가진 사람은 갑자기 몸 상태가 나빠져서(마치 건전지가 다 닳은 상태와 같다) 꽃가루 알레르기나 우울증 등을 일으키기도 한다.

뇌에 작용하여 스트레스를 없앨 때는 물론이고 면역을 조절하여 알레르기를 방지할 때, 정신을 맑게 유지해주는 에너지 물질을 만들 때도 미네랄이 필요하다. 미네랄이 부족하면 우리 몸은 장기에 저장해둔 것을 꺼내 쓰는데, 이 때문에 몸에 여러 가지 이상이 나타나는 것이다.

갱년기 여성은
특별히 주의해야 한다

　여성은 갱년기 이후에 당뇨병에 걸릴 확률이 2배로 늘어나고, 대혈관장애를 일으킬 위험도 커진다. 여성호르몬에는 대사기능을 유지해주는 작용이 있는데, 갱년기가 되면 여성호르몬 분비가 감소해 대사기능이 저하하면서 살이 찌기 쉽다. 또 뇌가 착각을 일으켜 과식도 자주 하게 되며, 혈당이 높아지면서 발생하는 활성산소로부터 몸을 보호하지 못한다. 자세히 설명하면 이러하다.

　뇌는 배부른 것을 느끼는 포만 중추신경과 거의 같은 부위에서 여성호르몬도 감지한다. 그래서 갱년기가 되면 분비가 감소한 여성호르몬의 양만큼 포만감을 느끼기 어려워 더 많이 먹게 되고, 그로 인해 혈당이 오른다.

　혈당이 오르면 온몸의 혈관에 활성산소가 많이 발생한다. 여성호르몬은 비타민C의 20배 정도로 항산화작용이 강하다고 한다. 이런 호르몬의 분비가 급격히 감소하므로 활성산소로부터 몸을 보호할 수 없어서 대혈관장애와 같은 혈관 파열을 일으킬 위험이 크

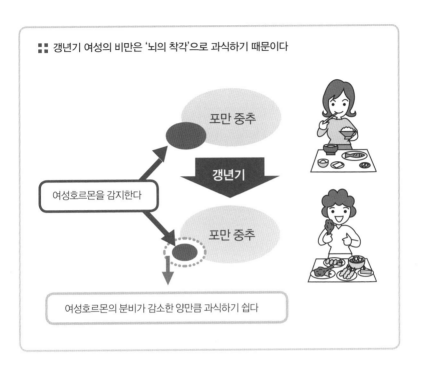

포만 중추

갱년기

여성호르몬을 감지한다

포만 중추

여성호르몬의 분비가 감소한 양만큼 과식하기 쉽다

다. 더욱이 여성은 갱년기에 사회와 가정으로부터 스트레스를 많이 받는다. 갱년기 여성이 스트레스 때문에 과식하는 것은 이런 이유에서 매우 위험하다.

갱년기 주부가 과식하기 시작하면 가족도 적정 식사량을 초과하기 십상이라서 가족 전원이 비만해지고 만다. 주부는 한 가정의 예방의학과 전문의와 같다. 적정 식사량을 초과하지 않도록 한 사람씩 개별 접시에 음식을 담는 등 조금 더 수고해서라도 자신과 가족의 건강을 지켜야 한다.

제2장

이렇게나 잘 먹는데
영양 결핍이라니…

● ● ●

'당뇨병은 유전병'이라고 생각하는 사람도 많겠지만,
환자 대부분의 발병 원인은 유전과 관계없다.
바람직하지 않은 생활습관 탓에 영양 부족에 빠져서
당뇨병에 걸리는 게 일반적이다.
그런데 요즘같이 먹을거리가 풍족한 시대에
왜 영양 부족이 나타나는 걸까?
이 장에서는 그 원인을 자세히 알아본다.

식품 속
영양소가 줄어들었다

당뇨병 환자 수가 급격히 늘어난 시점은 제2차 세계대전 이후였다. 유전성이 강하다는 설이 있었지만 실제로 유전으로 발병한 확률은 1.2배에 지나지 않았고, 오히려 생활습관이 더 큰 원인으로 밝혀졌다.

당뇨병은 누구라도 언제든 걸릴 위험이 있는 질환이다. 에너지원인 3대 영양소(탄수화물·지방·단백질)와 비타민·미네랄이 균형을 이루면 문제 될 게 없지만 어느 한 영양소라도 부족하여 균형이 무너지면 당뇨병에 걸릴 위험이 커진다.

그런데 왜 몸속에서 비타민·미네랄이 부족하게 되었을까? 당뇨병 환자 가운데는 비타민·미네랄을 충분히 섭취하는 데도 영양소가 부족하여 고민하는 이가 많은 편이다. 균형 잡힌 식사를 제대로 하고 있는데도 어느새 영양소가 부족해지는 것이다. 이런 현상의 이면에는 식생활의 변화가 자리 잡고 있다.

가장 큰 이유는 식품에 함유된 영양소 자체가 줄었기 때문이다.

제2차 세계대전 후 공업이 발전하고 음식문화가 급속히 변화하면서 정미기로 곡류를 희고 곱게 벗겨내는 것이 유행처럼 퍼졌다. 쌀알과 밀알의 껍질에 있는 영양소를 도정으로 제거하기 시작한 것이다. 도정하기 전의 쌀과 밀의 표면에는 칼륨·마그네슘·인·철·아연·구리와 같은 미네랄과 비타민B_1·비타민B_6·비타민E·니아신·엽산·판토텐산 등의 비타민이 함유되어 있다. 포도당을 에너지로 바꿀 때 필요한 영양소인데 정미기로 깎아냈으니 안타깝게도 섭취할 길이 없다.

또한 비타민·미네랄의 보고가 되어야 할 채소류도 화학비료 사용 등의 영향으로 영양소를 많이 잃어버렸다. 전쟁이 끝난 후부터 퇴비·거름과 같은 천연 비료의 사용이 줄고 질소비료·인산비료의 사용이 늘고 말았다. 그와 동시에 재배 방법도 변화하여 소비자의 욕구에 맞춰서 채소를 생산하다 보니 시장에는 크고 겉모양이 좋은 생산물이 넘쳐나지만, 그 대가로 재배 과정에서 채소의 영양소는 줄어들었다.

한때 일본에는 '에도병'이 유행했었다. 에도시대에 도정된 백미를 먹는 풍조가 유행했는데, 그 영향으로 비타민B_1이 부족해 지위 고하를 막론하고 각기병이 널리 퍼졌다. 오늘날의 당뇨병도 대사에 필요한 영양소가 부족하여 퍼진 일종의 유행병이 아닌가 하는 생각이 든다.

소중한 미네랄이
소변으로 배설되고 있다

몸속에서 미네랄을 운반하는 것은 간에서 만들어지는 알부민이다. 하지만 혈당이 높으면 포도당이 알부민에 달라붙어 알부민의 수명이 다할 때까지 떨어지지 않는다. 결국 배달꾼이 없어진 미네랄은 '성글게 엮은 소쿠리에서 물이 새듯' 오줌과 함께 배설되어버린다.

정신적·육체적 스트레스를 받으면 소변에 섞여 배설되는 미네랄 양이 많아지는 데 특히 아연의 양이 많아진다. 그러니 스트레스가 많은 사람은 배설되는 영양소의 양을 감안하여 더 많이 보충해야 한다. 더구나 아연은 다른 미네랄과 달리 땀과 함께 배출되는 특징이 있다. 불더위로 땀을 많이 흘리게 되는 여름에는 더더욱 아연 보충에 신경을 써야 한다. 격하게 몸을 움직이는 운동선수에게 빈혈이 생기기 쉬운 이유도 아연이 모자라기 때문이다.

매실 장아찌, 돌소금, 해조류에서 채취한 천연 소금을 먹으면 나트륨뿐만 아니라 다양한 미네랄을 섭취할 수 있다.

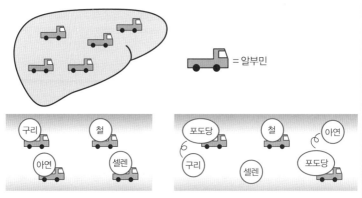

∷ 알부민은 미네랄을 운반하는 용달차다

혈액 속에 포도당이 많으면 알부민이 포도당과 우선적으로 결합하므로 미네랄은 오줌에 섞여 배설된다. 결합한 포도당은 알부민의 수명이 다할 때까지 분리되지 않는다.

알부민과 결합하지 못한 미네랄이 오줌과 함께 배설되기 때문에 이용할 수 있는 미네랄의 양이 줄어든다. 또한 혈액 속의 미네랄 농도도 낮아진다.

조리법을 바꾸자

요리 방식을 잘못 선택하면 애써 섭취한 영양소가 배설될 위험이 있다. 이를테면 맛국물 조리법이 그렇다. 맛을 우려내는 수고를 덜어주면서 맛있는 요리를 만들 수 있게 해주는 맛국물은 바쁜 주부에게는 아주 고마운 상품이다. 그런데 즉석 맛국물에는 천연 재료를 화학 처리(가수분해)한 것이 들어 있다.

물론 산·알칼리의 농도는 중화되어서 인체에 해롭진 않지만, 화학 처리를 한 것에는 구조적으로 특유한 '말단기'(아미노산이 다수 결합하여 생성되는 단백질 등의 고분자 화합물의 양쪽 끝에 위치하는 기. 단백질의 경우에는 아미노기와 카르복실기가 있다)가 생긴다. 이 말단기는 아연과 결합하기 쉬운 속성이 있다. 그래서 아연은 섭취되더라도 흡수되기보다는 말단기에 달라붙어서 배설된다.

실제로 아연은 화학 처리로 생긴 3종류의 유기화합물(아미노기, 카르복실기, 티올기)과 고리 모양으로 결합한다. 이런 이유로 즉석 맛국물 같은 화학 처리 식품을 자주 먹으면 아연 결핍증이 생기기 쉽다. 참고로 말하면 단백질 가수분해를 이용한 식품은 우리 주변에 널려 있다. 컵라면 같은 즉석식품은 물론 절임류, 스낵류도 아연을 부족하게 만드는 원인이 된다.

우리 시어머니는 나처럼 직장에 다니면서 집안일을 하셨는데, 맛국물 요리법이 아주 기발했다. 먼저 냄비에 찬물을 부은 뒤 멸치만 넣으면 끝이었다. 나도 학창 시절에 가락국수점에서 잠시 일했는데, 매일 밤 장사가 끝나기 전에 냄비에 물을 부어 다시마를 담가두었다가 그다음 날 국물을 우렸던 기억이 난다. 그런 경험 덕분에 나는 지금도 냄비에 물을 붓고 멸치와 표고버섯, 다시마를 담가놓았다가 요리를 시작할 때 끓인다. 이 정도로도 맛있는 국물이 만들어진다.

가공식품도 주의하자

가공식품도 영양소 부족을 부르는 대표적인 음식물이다. 그 이유는 두 가지이다.

첫째, 채소를 데침으로써 영양소를 물에 흘려보낸다. 냉동 채소든지 포장 채소든지 간에 가공식품의 때깔이 싱싱해 보이고 모양이 그럴듯하게 보존하려면 데친 후 말리거나, 화학성분을 탄 물에 담가두어야 한다. 이때 물에 녹는 수용성 영양소가 씻겨 나간다.

둘째, 각종 식품첨가물이 영양소의 흡수를 방해한다. 대표적인 것으로는 폴리인산염(폴리인산나트륨·PH조정제·인산염·결착제 등으로 표시되기도 한다)이 있다. 이것은 미트볼이나 반죽 제품의 결합력을 높이는 데는 물론 식품의 변색 방지, 치즈 숙성 등에 쓰인다.

식품첨가물로서 몸속으로 들어온 폴리인산은 대부분 변에 섞여 배설되는데, 그때 아연·칼슘·마그네슘·철·구리 등의 금속 미네랄과 결합한 상태로 배설되는 것이 문제다. 마치 미네랄의 흡수를 막고 배설을 부추기는 꼴이다.

그러니 성장기 자녀의 몸에 질병의 싹을 키우지 않으려면 첨가물이 들어 있지 않은 집밥을 먹이는 것이 가장 좋다. 주부의 입장에서는 채소를 다듬어 음식을 조리하는 일만으로도 적잖은 운동 효과를 볼 수 있으므로 다이어트에도 안성맞춤이다.

약 복용에 신중하자

무턱대고 약을 복용하는 습관이 애써 섭취한 아연을 소변으로 배출시킬 수 있다. 약이 아연의 흡수를 방해하고 배설을 조장하기 때문이다.

약의 과다 복용으로 아연이 지속적으로 배출되면 맛있는 음식을 먹어도 맛을 느끼지 못하는 증세에 시달릴 수 있다. 혀에서 맛을 느끼는 맛봉오리에는 아연이 많이 들어 있는데, 아연이 부족해지면 미각을 느끼는 구조에 장애가 일어난다. 20년 전에는 약과의 상호작용으로 생기는 미각 이상이 전체 미각장애 환자의 25%라고들 했는데 실제로는 더 많을 성싶다.

미각장애 이외에, 많은 양의 '트라넥사민산(tranexamic acid)'을 개에게 장기적으로 투여했더니 망막에 장애가 나타났다는 연구 보고도 있다. 망막에 생긴 이상이 아연 부족과 관계없다고 잘라 말할 수는 없다.

의사들은 이뇨제 복용으로 당뇨병 발병률이 높아진다는 사실을 알고 있다. 약품 전체를 볼 때 정도의 차이는 있겠지만, 아연 부족을 일으킬 수 있다고 짐작되는 약제는 오른쪽의 표와 같다(그렇다고 해서 이 약들을 의사와 상담하지 않고 마음대로 복용을 중지하면 위험하다). 우리나라의 약제 소비량은 지난 반세기 동안 엄청나게 증가했으며, 지금도 꾸준히 증가하고 있다. 건강 증진을 위해 약 복용을 최소한으로 줄이는 노력이 필요하다.

■■ 아연 부족을 일으킬 가능성이 있는 약제들

이뇨제	프루이트란(Fluitran), 라식스(Lasix), 알닥톤-A(Aldactone-A)
혈압강하제	[칼슘 길항제] 아다라트(Adalat), 헤르베서(Herbesser), 디오반(Diovan), 암로딘(Amlodin) [교감신경 억제제] 알도메트(Aldomet) [안지오텐신전환효소 억제제] 캡토릴(Captoril)
혈관수축제	에포틸(Effortil)
진통제	프림페란(Primperan)
소화궤양제	게파닐(Gefanil), 무코스타(Mucosta)
해열진통제	아스피린, 폰탈(Pontal), 인다신(Indacin), 록소닌(Loxonin)
항알레르기 약	폴라라민(Polaramine), 피레시아(Pyrethia)
천식 치료제	키프레스(Kipres), 싱글래어(Singulair)
항간질 약	알레비아틴(Aleviatin), 테그레톨(Tegretol)
항파킨슨 약	도파스톤(Dopaston), 메네시트(Menesit), 아테인(Artane)
항불안제	디아제팜(Diazepam), 벤자린(Benzalin), 레스미트(Resmit), 할시온(Halcion)
간질환제	티오라(Thiola), 타티온(Tathion)
자율신경 약	항콜린제(anticholinergic drugs), 인데랄(Inderal)
항생물질	린코마이신(lincomycin), 박타르(Baktar), 사라조피린(Salazopyrin), 훈기존(Fungizone), 리팜피신(Rifampicin · RFP)
항암제	아드리아신(Adriacin), 푸트라풀(Futraful), 빈크리스틴(Vincristine)
항갑상선제	메르카솔(Mercazole)
통풍 약	콜히친(Colchicine)
기관지확장제	스피로펜트(Spiropent)
골다공증 약	보나론(Bonalon), 베네트(Benet)

채식주의가 당뇨병의 원인이 될 수 있다

채소는 비타민·미네랄의 보고이므로 반드시 충분하게 섭취하는 게 맞다. 하지만 지나치게 채식을 고집하면 단백질과 아연이 부족해져 당뇨병이 생길 위험이 있다. 주로 채식을 하는데도 불구하고 혈당이 올라서 남몰래 고민하는 사람들이 그러하다.

아연은 식품첨가물이나 약제에 들어 있는 말단기와 결합하기 쉽고, 식이섬유 속의 피트산(phytic acid)과도 쉽게 결합한다. 그래서 식이섬유를 지나치게 많이 섭취하면 아연이 잘 흡수되지 않고 대변과 함께 배설되고 만다. 배설량이 많고 섭취량이 적으면 당연히 부족 증상이 나타난다.

피트산은 현미·밀·콩 등의 곡물에 많이 들어 있다. 콩 단백질도 아연과의 결합력이 강하여 아연의 흡수를 방해한다고 한다. 그러므로 두유를 벌컥벌컥 마시는 것도 의심해봐야 할 일이다.

피트산과 아연의 결합은 피타제(phytase)라는 효소가 작용하면 분해된다. 피타제는 우리 몸속에 적게 존재하지만 현미에 풍부하게 들어 있다. 현미를 12~48시간 물에 담갔다가 발아현미로 만든 뒤에 밥을 지으면 피타제의 작용이 활발해져서 피트산의 해로운 작용이 줄어든다. 그러나 우리 몸의 피트산은 질병을 예방하는 데 이바지하기도 한다. 그 결합력 덕분에 중금속을 몸 밖으로 배출하고, 대장암과 지방간의 예방에 도움이 된다.

칼슘을 단독으로 보충하면 아연이 부족해진다

칼슘만 단독으로 보충했을 때 다른 미네랄이 부족해질 수 있다. 특히 칼슘과 아연은 같은 금속 미네랄이므로 장에서 칼슘을 흡수할 때 아연과의 경쟁이 생길 수도 있다. 즉 골다공증을 예방하려고 칼슘을 지나치게 많이 보충하면 아연뿐 아니라 마그네슘·철·망간이 흡수되지 못한다. 특정 미네랄이 좋다고 생각해서 지나치게 많이 보충하면 다른 것이 모자라게 될 수도 있는 것이다.

하지만 칼슘을 필요 이상으로 피하는 것도 문제다. 고혈당이 되면 오줌에 포도당이 섞여 배설되기 때문에 오줌의 농도가 진해질 수밖에 없다. 그러면 우리 몸은 소변의 농도를 묽게 하려고 수분을 배설해 소변량이 늘어난다. 당뇨병에 걸리면 갈증이 심하고 오줌 양이 많아지는 것은 이런 이유에서이다. 이때 오줌과 함께 칼슘도 배설되어 체내 칼슘은 모자라게 된다.

칼슘 부족은 고혈압이나 골다공증을 일으키는 원인도 된다. 이 질환들을 예방하기 위해서라도 칼슘은 보충해야 하지만, 다른 미네랄이 부족해지지 않도록 섭취 방법에 주의해야 한다.

가장 나쁜 방법은 많은 양의 칼슘을 한꺼번에 섭취하는 것이다. 만일 그렇게 한다면 반사적으로 칼슘이 마그네슘을 1:1로 끌어들여서 오줌에 섞여 배설되고 만다. 식사시간에 칼슘이 풍부한 잎채소 혹은 우유를 섭취하거나, 용법에 따라서 보충제를 먹는 방법을 추천한다.

이런 행동은 아연을
필요 이상으로 써버린다

생활이 자동화되고 첨단화되어 편리해질수록 우리 몸의 영양소 소비량은 점점 늘어난다. 특히 아연의 소비가 많아지는데, 왜 그런지를 알고 생활습관을 조금씩 고쳐나가자.

눈을 혹사하거나 밤을 새우는 습관

스마트폰·게임 등으로 눈을 혹사하면 영양소의 소비량이 늘어나서 혈당이 오르기 쉽다. 특히 비타민B_1이 많이 소비된다. 비타민B_1이 부족해지면 포도당이 에너지로 바뀌지 못하고 젖산으로 변하여 몸속에 고여 있다가 어깨 결림이나 요통을 일으킨다.

게다가 걸핏하면 밤을 새우는 불규칙한 생활습관은 당뇨병의 원인이 된다. 준텐도대학의 가와모리 류조 박사는 수면 시간이 7시간보다 짧아지면 당뇨병에 걸릴 위험이 크다고 주장한 바 있다. 실제로 수면이 부족하면 수면 중의 에너지 소비량이 줄어든다.

과한 음주 습관

알코올 섭취도 영양소를 많이 소비한다. 인체 입장에서 알코올은 반드시 해독해야 하는 이물질이기 때문이다. 앞서 설명했듯이 간이 알코올을 해독하는 데에는 비타민B_1은 물론 아연도 필요하다. 요컨대, 술을 마시면 마실수록 아연을 비롯한 영양소의 필요량은 점점 늘어나게 된다.

알코올은 뇌의 중추신경에도 작용한다. 이 때문에 우리 몸은 뼈나 근육에 저장된 아연을 꺼내서라도 간에서 알코올을 빨리 해독하려고 한다. 하지만 인슐린을 만드는 데 꼭 필요한 아연을 알코올을 해독하는 데 많이 쓰는 것은 결코 좋은 일이 아니다.

간은 식사 후 혈당이 올랐을 때 댐의 구실을 한다. 술이 과한 나머지 간이 지치고 쇠약해져서 댐 구실을 하지 못하면 식사 후 순식간에 고혈당이 되어버린다.

아연은 파괴된 간세포를 복구할 때도 필요하다. 단백질 합성에 꼭 필요한 효소를 활성화시키는 것도 아연이기 때문이다. 당뇨병이라고 하면 사람들은 먼저 알코올의 열량을 걱정하는데, 사실은 그것보다도 영양소의 소모를 훨씬 더 조심해야 한다.

주량이 어느 정도면 당뇨병에 안 걸리고 술을 즐길 수 있을까?

나도 이런 질문을 수시로 받는데, 대답하기가 상당히 어렵다. 물론, 알코올 도수와 주량으로 알코올의 양을 계산하여 많다거나 적다는 정도의 판단은 할 수 있지만 사람마다 몸속의 영양소 균형 상태까지는 알 수 없다. 아연 등의 영양소를 얼마만큼 몸속에 축적하고 있는지, 식사로 어느 정도 보충하는지, 생활습관으로 얼마를 소모하는지도 모른다. 그리고 어쩌면 선천적으로 알코올 분해에 보통 사람보다 영양소를 더 많이 소모하는 체질일 수도 있다.

하지만 이것만은 확실하다. 현재의 주량으로 증상이 악화됐거나, 노력을 많이 했는데도 개선되지 않는다면 음주량을 줄여야 한다. 적어도 술 마신 다음 날 추위를 느낀다면 될 수 있는 대로 탄수화물을 멀리하고, 단백질과 비타민·미네랄이 듬뿍 들어 있는 식사를 해야 한다. 현미죽이라도 좋다.

주량을 줄이는 것만으로 당뇨약이 필요 없게 된 65세의 남성 이야기를 하겠다. 그는 사흘에 청주 $2l$ 를 마시는 애주가였는데, 당뇨병 판정을 받고 병원에서 호되게 잔소리를 들었다고 한다. 그러나 술은 한 잔도 줄일 생각이 없었다. 그래서 의사를 향해 이렇게 말했다고 한다.

"술은 한 잔도 줄일 생각이 없어요! 난 죽을 때까지 마실 거예요. 당뇨약이 필요 없어지는 영양제가 있나요?"

그러자 의사가 "술은 마실 수 있을 만큼 마셔도 좋아요. 단, 주량은 자신이 조절해야 해요"라고 충고했다고 한다.

그는 간이 혈당치와 관계있다는 설명을 듣고서는 사흘에 $2l$ 를 마시던 청주를 일주일에 $2l$ 로 줄여보았다. 그러자 거짓말처럼 혈당이 개선되었다. 더불어 아연을 보충하는 영양요법을 시작하고 생활습관도 개선하자 4개월 만에 당뇨약을 더 이상 처방받지 않아도 되었다. 그로부터 2개월 후에는 영양제마저 끊었다.

그는 현재 정기적으로 병원에 다니면서 혈액검사를 받고 결과를 체크하면서 여전히 음주를 즐기고 있다. 본인의 의지대로 술을 끊지는 않았지만 음주량을 조절한 게 좋은 결과를 낳은 것이다.

흡연 습관

담배를 피우면 당독현상(혈관 벽에 포도당이 달라붙어서 염증을 일으키는 현상)과 활성산소가 많이 발생한다. 활성산소를 제거하려면 아연·망간·구리·철·셀렌 등의 영양소를 많이 소비해야 하므로 체내에 영양소가 부족해진다.

그리고 혈액 속의 산소 배달꾼인 적혈구의 헤모글로빈에 흡연으로 생긴 일산화탄소가 결합하면 온몸에 필요한 산소가 운반되지 못한다. 따라서 세포의 대사작용이 저하되어 에너지를 만들 수 없게 된다. 결국 사용되지 않은 포도당은 혈액 속에 남아돌게 되고, 담배에 함유된 성분은 혈관을 수축시켜 적은 산소의 운반마저도 어렵게 만든다.

일산화탄소는 산소의 운반꾼인 헤모글로빈에는 물론이고, 미네랄을 배달하는 알부민에도 달라붙는다. 대사에 필요한 미네랄을 운반하는 알부민이 얼마나 중요한지는 앞서 밝힌 바 있다. 담배를 피우면 효율적인 산소 운반 물질이 적혈구 속에 일시적으로 늘어나지만 계속 늘지는 않는다.

담배를 피우면 마음이 편안해지고 변비가 해소된다며 담배를 끊지 않는 이도 있지만 장점보다는 단점이 너무 많다. 담배를 단숨에 끊는 것도 스트레스겠지만 안 피우는 게 백번 낫다.

과도한 운동과 상처, 그리고 임신

근육에도 양은 적지만 '근육 글리코겐'이라는 형태로 저장 당이 들어 있다. 근육으로 저장 당을 축적하고 근육세포가 포도당을 소비하는 데도 불구하고, 근육질의 운동선수도 당뇨병에 걸리는 경우가 종종 있다. 그 이유는 무엇일까?

마라톤 같은 과도한 운동을 하면 미네랄이 오줌에 섞여 배설되는 작용이 촉진된다. 그리고 격한 운동으로 말미암아 근육이 파열되면 이를 복구하기 위해서 많은 양의 단백질 합성이 필요한데, 여기에도 아연이 있어야 한다. 단백질을 합성할 때 작용하는 폴리메라아제라는 효소를 기능토록 하는 영양소가 바로 아연이다. 그뿐만 아니라 상처를 입거나 수술을 받으면 상처가 아무는 데 많은 양의 단백질이 필요하므로 그 원료인 아연도 많이 필요하다.

임신도 마찬가지이다. 배 속에서 또 하나의 생명체가 자라나므로 아연을 포함한 많은 영양소가 필요하다. 산모가 임신 후 생전 처음으로 알레르기성 비염에 걸리는 경우가 있다. 이는 영양소의 필요량이 갑자기 증가해서 나타나는 증상이다.

또한 임신한 후에 혈당치가 오르는 것은 아직 그 원인이 충분히 밝혀지지 않았지만, 이것 또한 필요량이 늘어난 영양소를 보충하지 않아서 생긴 결과라고 추정할 수 있다.

임신 중에 혈당이 안정되어서 무사히 순산한 39세 여성이 있다. 그녀가 병원 소개로 약국을 찾아왔는데 다이어트를 권하고 싶을 정도로 통통했다. 당뇨병 환자였는데 나이도 있고 해서 산부인과 의사는 내과 진찰을 권했다고 한다. 그러나 약 처방은 매우 신중해야 했다. 당뇨약은 태반을 통하여 태아에게 영향을 끼치고, 모유에도 섞여 나오기 때문이다. 자칫하면 태아가 저혈당을 일으키거나 거대아가 될 우려도 있다. 태아가 저혈당이 되면 뇌에 장애가 생길 수 있으며 생명까지 위험해질 수 있다. 그래서 2개월간 진찰을 받은 후 나의 약국을 방문한 것이었다.

처음의 혈당치가 200mg/dl 정도였는데 영양소를 보충한 결과, 그다음 진찰에서는 125mg/dl로 안정되었다. 물론 식사량도 조절하였다. 체중이 5kg 이상 늘지 않았으며, 임신 32주에는 당뇨병 수치 HbA1c도 5.6%가 되었다. 출산 직후에 아기에게 약간 저혈당 기미가 있어서 포도당을 보충해야 했지만 그것 외에는 산모와 아기에게 큰 이상은 없었다. 출산 후에도 영양소를 계속 보충하게 하였더니 거의 안정을 유지하고 있다.

간 질환, 우울증, 신장병
환자는 특히 주의해야 한다

몸에 병이 생기면 영양의 과부족으로 혈액검사 수치도 따라서 변화한다. 간 질환을 예로 들어보자.

일반적으로 간의 건강이 나빠지면 세포가 파괴되면서 효소의 성분이 혈액 속에 흘러들어가 혈액검사 결과 GOP나 GPT 수치가 올라간다. GOT나 GTP는 간세포에 많이 들어 있는 효소인데, 그 수치가 평균범위 내에 있으면 사람들은 안심하곤 한다. 하지만 당뇨병 환자들은 간 수치가 괜찮다고 해서 낙관할 일이 아니다. 간세포가 파괴되었더라도 GOP나 GPT 수치가 올라가지 않는 경우가 있기 때문이다. 바로 비타민B$_6$가 모자랄 때다. 그러므로 간 기능 검사의 수치가 정상이라고 해서 방심하는 것은 금물이다.

비타민B$_6$의 부족은 정신 상태에도 영향을 끼친다. 우울증에 걸리면 병원에서는 신경전달물질의 일종인 가바·세로토닌·노르아드레날린의 낭비를 막는 약을 처방하는데, 이 물질들이 체내에서 만들어질 때도 비타민B$_6$가 꼭 필요하다. 당뇨병 환자 중에 우울증을 앓는 사람이 많은 것은 정신 상태를 조절하는 비타민·미네랄과 포도당 대사에 필요한 비타민·미네랄이 거의 같기 때문이다. 비타민·미네랄이 부족해 포도당 대사가 일어나지 않는 당뇨병 환자에게는 정신 조절 물질도 정상적으로 만들어지기 어렵다고 추정할 수 있다.

게다가 이 물질들은 전부 단백질로부터 만들어지기 때문에 약으로는 보충되지 않는다. 최근에는 초콜릿 등의 기호품에 '가바'를 첨가하기도 하는데, 식품으로 섭취된 가바는 뇌나 신경에 작용하지 않는다. 가바나 세로토닌은 각각의 신경이 저마다 필요로 하는 부위에서 아미노산을 원료로 하여 만들어진다.

이같이 비타민B$_6$는 포도당 대사, 신경 안정 등 쓰이는 데가 많기 때문에 부족할 때가 많다. 그래서 당뇨병 환자 중에 우울증에 빠지거나 신경이 곤두선 사람이 많은 것이다.

한약을 다룰 줄 아는 약사들은 비타민·미네랄이 풍부한 영양제와 한약을 같이 복용케 한다. 비타민이나 단백질을 보충하면 혈액검사의 GOT와 GPT 수치가 갑자기 높아지는 수도 있다. 그러므로 의사나 약사와 상담할 때는 복용 중인 영양제나 보충제에 관하여 미리 알리는 게 좋다.

신장이 나쁜 사람은 소변검사에서 단백질이 검출될 수 있다. 신장은 가느다란 혈관을 이용하여 몸에 필요한 성분을 걸러서 몸속에 저장한다. 걸러내는 소쿠리의 틈이 촘촘하면 필요한 영양소가 몸에 남지만, 엉성하면 노폐물뿐만 아니라 몸에 필요한 영양소까지도 오줌에 섞여서 배설되고 만다.

혈액 속의 단백질인 알부민·적혈구의 분자는 입자가 꽤 크기 때문에 이것들이 배설된다는 것은 소쿠리가 극도로 약해졌다는 것을 말한다. 이런 상태라면 아연을 비롯하여 대사 과정에 필요한 비타민·미네랄 등의 영양소도 배설되고 있을 가능성이 높다.

한의학에서는 신허(腎虛)라는 용어를 쓴다. 신장의 기능이 약한 상태를 말하는데, 예부터 신허로 말미암은 증상의 하나로 '허리가 굽는 것'을 들고 있다. 혈액검사의 항목 가운데 뼈의 대사와 관계 있는, 즉 새 뼈를 만들 때 작용하는 ALP(알칼리성 인산 가수분해 효소)는 아연이 있어야 기능한다. 또한 고혈압이 발병했을 때 혈압 조절에 관여하는 ACE(안지오텐신전환효소)도 아연이 있어야 기능을 할 수 있다. 이런 점들을 통해서 나이가 많아지면 발병하기 쉬운 골다공증, 고혈압 등의 질병이 아연 부족과 깊은 관계가 있다는 점을 확인할 수 있다.

환경이
질병을 부른다

　자기가 사는 땅에서 나는 농산물이라야 체질에 잘 맞는다는 의미로 '신토불이(身土不二)'라는 말을 쓴다. 하지만 아무리 자신이 사는 지역에서 난 식품이라고 하더라도 오염된 식품을 섭취하면 건강을 해치고 만다. 만약 혈당이 높아졌다면 불필요한 중금속 미네랄이 몸에 축적되어 있는지, 이를 배설하는 데 필요한 미네랄이 부족하지는 않은지를 점검하는 것이 중요하다.

　일반적으로 배설이라고 하면 대소변만을 떠올리기 쉬운데, 땀·머리카락·피부의 때도 배설 수단의 하나이다. 머리카락에는 장기간의 배설 상태가 기록되어 있다. 그러므로 모근으로부터 일정 정도의 길이로 잘라서 검사하면 몸속의 미네랄 상태를 파악할 수 있다. 해로운 중금속이 몸속에 있으면 간이 '해독 단백질'을 만들게 된다. 이때 아연이 많이 필요하다. 이런 용도로 아연이 대량으로 사용되면 인슐린을 만들 원료가 부족해져 혈당이 높아지게 된다.

지금 당장
아연 보충이 필요한 사람들

마른 체형의 여성 당뇨병 환자

마른 체형의 당뇨병 환자는 식사량을 줄이기보다는 먼저 영양소를 보충해야 한다. 혈당이 높아지면 소변과 함께 영양소가 배설되어 영양이 결핍되는데, 이때 식사량을 줄이면 영양결핍은 더욱 심해지기 때문이다. 간사이덴료쿠병원의 세이노 유타카 박사에 따르면 당뇨병 환자 중에서 마른 체형의 사람은 전체의 50~70%에 이른다고 한다. 어느 환자는 이렇게 호소하기도 한다.

"식사량을 줄여도 개선되기는커녕 오히려 악화되고 말았어요. 그런데도 과식한다는 말을 들으니 정말로 살맛이 나지 않아요!"

약도 빠짐없이 복용하고, 운동도 하고, 체질량지수(BMI)도 20 수준으로 떨어졌다고 한다. 당뇨병이 심해져서 살이 빠졌고, 게다가 식사량까지 줄여서 몸무게가 더 줄었는데도 과식한다는 지적을 받았으니 대단히 실망했으리라는 생각이 든다.

살이 빠진 환자일수록 조금 먹었을 뿐인데, 혹은 운동이 조금 부족했을 뿐인데도 혈당이 오르는 사례가 있다. 이는 마치 몸속에 지닌 연료통의 용량이 작아서 쉽게 바닥을 드러내거나 흘러넘치는 것과 같다.

이런 일은 남성 환자보다도 여성 환자에게서 자주 발생한다. 미각 이상을 일으키는 환자의 남녀 비율이 2 대 3으로 여성이 많고, 인슐린저항성 지수(당뇨병의 증세가 심할수록 인슐린의 효과가 떨어진다는 사실을 근거로, 인슐린저항성의 유무를 알아보는 지표의 하나)도 마른 체형의 사람과 여성이 조금 높은 편이다. 설사 인슐린이 분비되더라도 마른 사람과 여성에게는 그 효능이 약하다는 뜻이다. 그래서 여성이 남성보다 영양소를 더 많이 필요로 한다. 실제로 여성 환자에게 부족한 영양소를 보충하면 개선되는 사례가 많다.

내가 만난 환자 중에 여윈 체형의 55세 망막증 여성 환자가 있었다. 그녀에게 식사량을 조금 늘리면서 영양제와 한약을 보충하게 하였더니 눈에 띄게 증상이 개선되었다.

혹시 지금까지 해온 방법으로 당뇨병이 개선되는 효과를 보지 못했다면 영양소 보충을 진지하게 생각해보기를 바란다.

비만이 해소되지 않는 환자

"그다지 많이 먹지도 않는데 왜 몸무게가 줄지 않을까? 내 딴에는 균형 잡힌 식사를 하려고 신경을 쓰는 편인데….″

식이요법도 하고 생활습관도 신경을 쓰는데 체중이 줄어들지 않는 당뇨병 환자들이 있다. 이런 사람들은 저체온일 가능성이 높다. 그리고 직업상 바깥에서 일하는 사람들은 운동이 부족하다는 생각을 하지 못한다. 이럴 때는 현재의 식사량을 늘리지 않는 조건으로 영양소를 보충하면 특별히 운동하지 않아도 체중·체지방·체지방률이 줄어든다.

보충제의 종류에 따라 차이는 있지만 평소처럼 생활하면서 비타민이나 미네랄이 풍부한 천연 보충제를 먹은 것만으로도 3주일에 체지방이 3kg이나 빠진 사례도 있다. 물론 체온이 점점 올랐다. 부족한 비타민·미네랄이 보충되어서 대사작용이 정상적으로 이루어진 결과였다.

에너지를 충분히 만들 수 있도록 몸 상태가 좋아지면 자연히 몸의 움직임이 활발해진다. 운동하면 에너지 소비량이 늘어나므로 보충과 소비의 이중 효과로 혈당·체지방·체중이 확연하게 줄어든다. 하지만 체중·체지방도 줄고 혈액검사 결과도 개선되어 보충제의 복용을 중지시켰더니 서서히 원래의 수치로 돌아갔다.

고지혈증 환자

혈청에 병적으로 지질(脂質)이 많을 때는 약으로 관리할 필요가 있으나, 그전에 먼저 식사와 운동으로 관리할 필요가 있다. 영양 보충제도 일종의 식사와 같으므로 꾸준히 복용해야 한다.

체질에 따라
아연 필요량이 다르다

같은 음식을 똑같이 먹어도 어떤 사람은 당뇨병에 걸리고 어떤 사람은 당뇨병에 걸리지 않는다. 물론 각자의 운동량이 달라서겠지만, 그 외의 이유는 없을까?

나는 사람마다 체질적으로 필요로 하는 영양소의 양이 다르기 때문이라고 생각한다. 체질적으로 영양소를 많이 필요로 하는 사람은 비타민·미네랄 등 영양소의 필요량이 많은 사람은 남들과 똑같은 식사를 하면 영양소가 모자라 대사 작용에 문제가 생긴다.

3대 영양소를 똑같이 섭취하더라도 대사에 요구되는 영양소가 남보다 많은 체질이라면 다량의 비타민·미네랄이 필요하다. 필요한 양이 모자라면 그만큼 대사가 이루어지지 않고 3대 영양소가 체내에 쌓이게 된다. 그러면 3대 영양소 중 탄수화물은 당뇨병을 일으키고, 지방은 고지질혈증을 부른다. 이같이 영양소의 필요량이 모자라면 병이 생기는 게 당연하다.

한국인과 일본인의 당뇨병은 대부분 인슐린 분비가 부족하여 발병한다. 그 이유는 혹시 다른 민족에 비하여 체질적으로 인슐린 분비에 비타민·미네랄을 더 많이 필요로 하는 것은 아닐까? 아니면 환경적인 이유로 비타민·미네랄을 섭취하기가 어려워서 인슐린 부족이 일어나기 쉬운 것은 아닐까? 어찌됐든 무엇보다도 부족한 영양소를 보충하는 게 현명한 방법이다.

"내 인생은 끝이에요!"라고 울부짖던 환자가 생각난다. 할머니와 부모가 암으로 사망했고, 자매도 전부 당뇨병을 앓고 있었다. 그녀 역시 건강검진에서 당뇨병이라고 진단받았고, 10년 정도 지났을 때부터 망막에 레이저 치료를 했다고 한다.

처음 나를 찾아왔을 때는 무리한 식이요법으로 몸이 너무 말라 있었다. 밥도 저울로 달아서 먹었지만 혈당은 떨어지지 않았고 BMI가 17까지 내려갔다. 결국 두 눈에 레이저 치료를 3회씩 받았으며 시력도 떨어졌다. 남편이 걷기 운동을 도와주었으나 소용이 없었고, 혈액검사에서는 헤모글로빈 수치가 한 자릿 수까지 떨어졌다. 빈혈도 심했다. 무엇을 해도 쉽게 지쳐서 사는 것이 정말 싫다고 호소했다.

나는 영양소를 보충하라, 먼저 빈혈을 개선하라, 밥을 더 먹어라 등등 병원과는 전혀 다른 처방을 내렸고 그 이유를 설명했다. 그 결과 놀랍게도 수치가 개선되었다. 환자는 매우 기뻐서 어쩔 줄 몰랐다. 더 이상 약을 늘리지 않게 되었고, 오히려 줄일 수 있다는 자신감마저 생기게 되었다고 놀라워했다.

제3장

비타민과 미네랄,
특히 '아연'은 꼭 챙겨라

● ● ●

우리의 생명과 관계있는 호르몬인 인슐린의 분비가 저하되면
혈액 속에 포도당이 남아돌아서 고혈당이 된다.
인슐린의 분비에 꼭 있어야 하는 영양소가 아연이다.
아연은 눈, 신장, 근육 등 당뇨병 3대 합병증과
관계 깊은 기관에 많이 들어 있다.
아연과 당뇨병 치료에 필요한 영양소를 상세히 알아보자.

아연, 인슐린, 혈당의
삼각관계

당뇨병 환자들의 가장 큰 고민은 꾸준히 약을 먹어 혈당을 낮추어도 당뇨병이 완치되지 않는 것이다. 인슐린 주사도 맞으면 맞을수록 동맥경화가 진행된다고 해서 마음이 편치 않다. 약에 의존하지 않아도 스스로 인슐린을 분비하고 혈당도 조절할 수 있는 방법은 정말 없는 걸까?

인슐린은 혈액 중의 포도당을 세포에 들여보내서 높아진 혈당을 낮추는 작용을 하는 유일한 호르몬이다. 인슐린이 작용하지 않으면 체내 세포 대부분은 혈액으로부터 포도당을 에너지원으로 끌어들이지 못한다. 생명을 유지하는 중요한 작용을 인슐린이 하는 것이다.

인류는 오랫동안 배고픔과 싸워왔다. 음식물을 손쉽게 구해 배불리 먹을 수 있게 되는 동안 인체는 인슐린으로 하여금 철저히 에너지원인 포도당을 낭비 없이 세포에 들여보내고 축적하도록 진화해왔다. 이러한 인슐린의 분비가 저하되거나 작용이 원활하지 않으면 포도당은 세포 속으로 들어가지 못하고 혈액에 남게 되는데, 혈액에 포도당이 많은 상태를 고혈당이라고 한다.

한국인이나 일본인의 당뇨병은 '인슐린 분비의 저하'가 원인이라고 알려져서 지금까지는 인슐린의 분비를 촉진하는 약이 우선적으로 처방되었다. 하지만 슬프게도 당뇨약은 2년 이상 장기 복용하면 효능이 떨어진다는 사실도 밝혀졌다. 약도 효과가 없다면 어떻게 해야 할까?

아연이 인슐린을 돕고, 인슐린은 혈당을 낮춘다

다행인 점은, 인슐린이 적절히 작용하도록 돕는 영양소가 있다는 사실이다. 바로 아연이다. 아연은 뼈의 신진대사에도 필요하다. 아연은 인간의 생명을 유지하는 데 반드시 있어야 하는 미네랄의 일종이다. 간에서 쓸개즙을 만들어 내보내는 통로인 쓸개관에 필요한 효소와, 콩팥에서 혈압을 조절하는 효소가 기능을 발휘할 때 인슐린이 필요한데, 이러한 인슐린의 작용에 아연이 꼭 필요하다.

인슐린은 췌장에서 만들어지는 단백질의 일종이다. 단백질로 된 가느다란 실이 두 개의 보풀처럼 동그랗게 말린 복잡한 모양을 하고 있다. 보풀처럼 생긴 이곳에 아연이 한 개씩 들어 있다. 말하자면 아연이 자전거의 바퀴와 같은 역할을 한다. 자전거의 몸체는 단백질이며 바퀴는 아연인 셈이다. 자전거는 바퀴 없이 결코 달리

:: 인슐린 작용의 흐름

포도당은 인슐린의 작용으로 세포로 운반되어서 에너지원이 된다

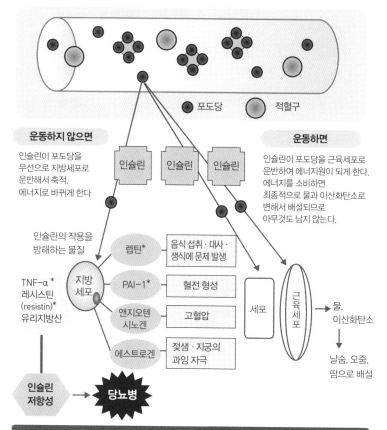

● 포도당   ◯ 적혈구

운동하지 않으면

인슐린이 포도당을
우선으로 지방세포로
운반해서 축적,
에너지로 바꾸게 한다

운동하면

인슐린이 포도당을 근육세포로
운반하여 에너지원이 되게 한다.
에너지를 소비하면
최종적으로 물과 이산화탄소로
변해서 배설되므로
아무것도 남지 않는다.

인슐린   인슐린   인슐린

인슐린의 작용을
방해하는 물질

렙틴*	음식 섭취 · 대사 · 생식에 문제 발생
PAI-1*	혈전 형성
앤지오텐시노겐	고혈압
에스트로겐	젖샘 · 자궁의 과잉 자극

TNF-α *
레시스틴
(resistin)*
유리지방산

지방세포

세포   근육세포   → 물,
이산화탄소

↓

날숨, 오줌,
땀으로 배설

인슐린
저항성   →   **당뇨병**

인슐린은 에너지원인 포도당을 낭비 없이 세포 내로 들여보내고 축적한다

근육을 움직이면(운동하면)

→ 근육세포에 에너지원이 필요하므로 포도당은 근육세포 안으로 들여보내진다

근육을 움직이지 않으면(운동이 부족하면)

→ 에너지원을 저장하기 위하여 포도당은 지방세포 안으로 들여보내진다

* TNF-α(Tumor Necrosis Factor-α): 종양괴사인자(腫瘍壊死因子)로, 종양세포를 죽이는 생리활성물질이다.
* 레시스틴(resistin): 지방세포가 분비하는 호르몬의 하나로, 인슐린의 작용을 방해하는 물질로 알려져 있다.
* 렙틴(leptin): 체내에서 지방을 용해하는 물질의 일종이다.
* PAI-1(Plasminogen Activator Inhibitor-1): 지방세포에서 분비되는 생리활성물질로, 혈액을 응고시킨다.

지 못한다. 인슐린은 아연이 없으면 우리 몸속에서 작용할 수가 없다.

장에서 흡수된 아연은 먼저 인슐린을 만드는 췌장으로 운반된다. 필요할 때 바로 인슐린을 만들 수 있도록 췌장은 아연을 더 많이 흡수하여 일부 단백질에 집어넣어 저장한다. 이러한 아연 저장용 단백질은 인슐린이 췌장에서 쓸데없이 흘러나가는 것을 막고, 인슐린의 분비도 원활하게 해준다. 우리 몸에 아연이 풍부해지면 인슐린의 원료도 충분해지고, 저장이나 분비 조절도 원활해진다.

결론적으로 아연은 당뇨병을 예방하고 치료하는 데 더없이 중요한 미네랄이다.

아연이 부족하면 VS. 아연을 보충하면

인슐린의 원료인 아연이 체내에 부족하면 혈당 조절 기능이 나빠질 뿐만 아니라 췌장의 인슐린 분비 기능도 크게 영향을 받는다. 또한 에너지 생산이 부족하여 불면증에 걸리거나 활력이 솟지 않는다. 나이가 많아지면 소변으로 배설되는 미네랄이 늘어나는데 아연도 그중 하나이다. 노화와 더불어 아연 부족은 당뇨병에 걸리는 원인이 될 수 있다.

인슐린의 분비가 적어지면 저녁식사 후의 혈당치가 정상일지라도 새벽에 혈당이 높아지는 경우가 많다. 이럴 때는 아연이 함유된 영양제를 먹으면 혈당이 낮아진다. 당뇨병에 걸렸다고 진단받

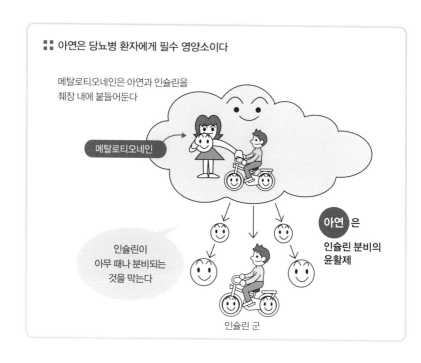

:: 아연은 당뇨병 환자에게 필수 영양소이다

메탈로티오네인은 아연과 인슐린을
췌장 내에 붙들어둔다

메탈로티오네인

인슐린이
아무 때나 분비되는
것을 막는다

아연 은

인슐린 분비의
윤활제

인슐린 군

은 고령자에게 아연이 포함된 영양제로 영양을 보충하게 한 결과, 활력이 솟고 혈당치도 떨어진 사례가 많다.

당뇨병 경력 20년이고, 복용하는 약의 종류가 매년 늘던 72세의 여성이 있었다. 병원에서 식사 지도도 열심히 받고 단전호흡이나 수중보행 운동도 게을리하지 않았다. 하지만 HbA1c(당화혈색소) 수치가 7.8%에서 떨어지지 않았다. 그런데 영양소를 보충한 지 한 달도 안 지나 HbA1c가 6.6%로 떨어졌다. 두 달 뒤에는 당뇨병 망막증이나 당뇨병 신증에 걸릴 위험에서 벗어난다는 HbA1c 6.3%

까지 떨어졌다.

　당뇨병 경력 8년째인 30대 독신 남성은 20대에는 매일 밤늦게까지 일하는 바람에 식생활이 불규칙했고 음주도 잦았다고 한다. 30대가 되어서 혈액검사를 해보니 인슐린 주사를 맞아야 할 정도로 고혈당이라는 사실을 알았다. 이를 걱정한 어머니가 아연이 함유된 영양제를 가져왔기에 마지못해 먹었는데 몸이 좋아지고 체중도 줄었다고 한다. 지금도 친구와 술을 마시고 야근도 하는데 혈당은 안정되어 있다.

■: [사례] 30대 남성의 아연 복용 전과 후

Before			After	
체중	88kg, BMI=29		체중	83kg, BMI=27.7
복용 중인 약	악토스(actos)	아연 복용 → 1년 4개월 후	복용 중인 약	약은 변화 없음
	아마릴(amaryl)		HbA1c	6.5%
	세이블루(seibule)		혈당	134mg/dl
HbA1c	8.2%			
혈당	285mg/dl			

합병증,
아연이 막을 수 있다

아연은 당뇨병의 3대 합병증인 당뇨병 망막증, 당뇨병 신증, 말초신경장애를 일으키기 쉬운 기관인 눈·신장·근육·뼈·적혈구 등 당뇨병과 관계가 깊은 부위에 대량으로 존재한다. 그러므로 3대 합병증을 예방하기 위해서라도 아연은 꼭 보충해야 한다. 이러한 기관에서 아연이 왜 필요한지 알아보자.

눈

눈은 외부의 정보를 처리하는 중요한 기관이다. 카메라의 필름에 해당하는 망막 주변에는 아주 가느다란 혈관들이 분포되어 있다. 이 혈관들에서 고혈당 때문에 생긴 활성산소를 제거하는 일을 항산화 효소가 하는데, 이때도 아연이 필요하다.

구조적으로나 기능적으로 눈은 고혈당의 영향을 받기 쉬운 기관이다. 소화관에서 흡수된 포도당은 대부분 간으로 운반되지만 극히 일부분은 눈 주위의 혈관으로 흘러 들어간다. 그런데 망막은

몸속에 아연이 풍부하게 저장된 부위

뇌경색

뇌졸중

심근경색

당뇨병 신증

신장

다리에 생기는 폐색성 동맥경화증
(occlusive atherosclerosis)

당뇨병 망막증

눈의 맥락막(망막 뒤)

피부병

감염증

말초신경장애
손발의 신경이 마비되거나
죽는 등의 현상

근육 · 적혈구 · 뼈
(골수로 적혈구를 만든다)

인슐린 없이도 포도당을 끌어들일 수 있기 때문에 고혈당이 지속되면 필요 이상의 포도당이 망막으로 들어오게 된다. 그 결과 망막 출혈이나 망막 박리, 실명 등 이상 증상이 생긴다.

우리 몸은 아연이 모자라면 망막 뒤의 맥락막(망막과 공막 사이의막. 외부에서 들어온 빛의 분산을 막는다)에 비축된 아연도 끄집어내써버린다. 이런 점에서 아연 부족이 당뇨병 망막증을 일으키는 원인 중 하나라고 주장하는 것이다.

아연은 시력과도 관계있다. 시력을 정상적으로 유지하는 데 필요한 영양소는 비타민A이다. 비타민A는 지용성 비타민의 하나로간에 저장되어 있다가 몸이 필요로 할 때마다 사용된다. 이때 아연이 필요하다.

당뇨병 환자 중에는 아연 보충제를 섭취했더니 혈당 조절은 물론 시력까지 좋아진 사례가 있다. 건강검진을 받고 당뇨병 진단을받은 30대 남성인데, 1년 만에 눈에 망막증까지 발병해 레이저 치료를 3회나 받았다. 고혈당이라는 말을 듣자마자 바로 영양소 보충을 시작했는데 즉시 효과가 나타나서 혈당강하제를 일주일 정도만 복용하고 그만두었다. 지금은 망막증 때문에 받은 레이저 치료의 사후 점검을 위하여 2개월에 1회 정도로 병원에 갈 뿐이다. 혈당치는 정상을 유지하고 있다.

당뇨를 앓은 지 6년째였던 62세 주부도 비슷한 경우다. 당뇨병으로 진단받은 직후부터 망막증 치료가 필요하다는 말을 들었다.

∷∷ [사례] 망막증 때문에 레이저 치료를 받던 30대 남성(당뇨 병력 1년)

Before			After
신장	168cm		**HbA1c** 5.6%
체중	60kg 정도,		약과 레이저 치료가 필요 없게
	BMI = 21 정도	**아연 복용** →	되고, 정기적으로 검진 중임
HbA1c	8~9% 선	**1년 후**	
혈당	300mg/dl 선		
망막증이 발병하여			
레이저 치료를 3회 받았음			

남편이 식단 관리를 해주었기 때문에 식사량 조절은 철저한 편이었다. 그래도 의사가 "과식하지 마세요!"라고 할 적마다 울화가 치밀어 올라서 마음속으로 이렇게 외쳤다.

'당뇨 발병 이후 체중을 5kg이나 줄이며 노력하고 있는데 과식이라니? 오히려 마른 편인데, 이 이상 무엇을 어떻게 줄이라는 거야!'

그러다가 약사의 지도를 받고 단백질 섭취를 늘리고 간식을 줄이고 한약과 영양제를 먹으니 혈당 수치가 좋아지기 시작했다. 이전에는 혈당도 200mg/dl 전후로 보통 사람보다 2배 정도나 높았는데, 지금은 절반인 100mg/dl 수준이다.

레이저 치료를 받을 때마다 시력이 떨어져 굉장히 불안했는데, 최근에는 시력이 회복되어 얼마 전까지 볼 수 없었던 방바닥의 먼지도 보인단다. 이전에는 소변이 잦아서 고민했는데, 배뇨 횟수도

:: [사례] 망막증의 레이저 치료가 필요 없게 된 62세 주부 (당뇨 병력 6년)

	Before			After
신장	163cm		1년 후	망막 속의 흰 점이 절반으로 줄고 눈이 잘 보이기 시작함
체중	[발병 시] 56kg, BMI = 21 [약국 방문 시] 50.7kg, BMI = 19.1	레이저 치료는 하지 않고 → 한약 복용과 영양소 보충을 지속함	2년 후	HbA1c는 5.7%, 혈당은 140mg/dl, 시력 회복(곳곳에 출혈 흔적만 남아 있음)
체지방	[약국 방문 시] 체지방률 17.6% 체지방량 8.9kg (저지방근육형)		3년 후	레이저 치료가 필요 없다고 진단되었고, 공복 혈당은 정상 범위를 유지함
HbA1c	6.9%			
혈당	196mg/dl			

오른쪽 눈을 레이저로 치료(망막 검사에서는 끈적끈적한 출혈이 있고 흰 점이 많이 보였음)

줄고 망막증도 좋아져서 즐겁게 살고 있다.

신장

신장은 매일 대량의 혈액을 선별적으로 여과하여 불필요한 노폐물을 오줌의 형태로 몸 밖으로 배설한다. 크기는 성인의 주먹 크기에 지나지 않지만 하루에 여과하는 오줌의 양은 $1{\sim}1.5l$ 나 된다. 신장의 혈관을 수축하게 하여 여과 기능을 돕는 것은 혈압 조절에 관여하는 효소인데, 이것도 아연이 없으면 작용하지 못한다. 그뿐만 아니라 아연이 부족하면 신장 질환과 고혈압이 악화된다는 연구 결과도 있다.

신장의 세포는 혈당이 높아지면 인슐린 없이도 포도당을 끌어들이는 성질이 있다. 이 때문에 너무 많아진 포도당이 당화현상을 일으키는데, 이때 발생하는 활성산소를 처리하는 데에도 아연이 필요하다.

우리가 나이를 많이 먹거나 지치고 스트레스를 받으면, 신장이 선별해서 여과하지 않고 소중한 미네랄을 오줌과 함께 배설하고 만다. 그러니 노화와 스트레스로 미네랄이 부족해진 몸에는 반드시 영양소 보충을 해주어야 한다.

근육

근육세포에 운반된 포도당을 에너지로 바꿀 때와 뭉친 근육을 풀어줄 때 아연이 필요하다. 어깨 결림으로 고생하는 사람이 많은데 이것도 영양소를 보충하면 나을 수 있다.

어깨의 근육세포는 에너지원으로 사용하기 위하여 혈관으로부터 포도당을 끌어들인다. 그런데 비타민·미네랄이 부족하면 대사가 도중에 멈춰버리는, 이른바 교통체증을 일으킨다. 이것이 어깨 결림이다. 이럴 때 비타민B$_1$과 철, 아연 등 필요한 영양소를 보충하면 어깨 결림이 사라진다. 근육의 상태는 매일 변하는데, 여기에도 아연이 필요하다. 운동량을 단숨에 늘리면 근육의 변화가 따라가지 못하여 근육통이 생긴다.

뼈

아연은 뼈에 저장되는 필수미네랄의 일종으로 '뼈 미네랄'이라고도 불린다. 갱년기 이후의 여성 골다공증 환자가 아연을 비롯한 영양소를 보충하면 골다공증 약만 먹었을 때보다도 뼈 밀도가 훨씬 더 많이 개선된다. 뼈에 필요한 것은 칼슘만이 아니다. 뼈는 마그네슘, 아연과 같은 미네랄의 저장고이기도 하다. 사람은 생명이 다할 때까지 뼈를 건강하게 유지해야 한다. 뼛속의 미네랄을 다 써버리지 않도록 영양소를 보충하자.

골수

골수는 혈액 성분인 백혈구·적혈구·혈소판을 만들어낸다. 아연은 이 혈구들의 원료이기도 하다. 골수가 만든 적혈구는 온몸의 세포에 산소를 운반한다. 세포는 산소가 있어야 활동할 수 있으며, 산소 없이는 생명을 유지할 수 없다.

모세혈관을 통하여 몸 구석구석까지 산소를 운반할 때 적혈구 자체도 혈액 속의 포도당을 많이 소비한다. 이러한 적혈구의 원료 중 하나가 아연이다. 아연이 부족하면 적혈구의 막이 약해져서 모세혈관을 통과할 때 적혈구가 파괴되어 빈혈을 일으킨다. 아연 결핍으로 빈혈이 생기면 산소의 운반량이 줄기 때문에 세포가 포도당을 에너지로 바꿀 수 없다. 그래서 고혈당을 개선할 수 없는 것이다.

활성산소 제거에도
아연이 꼭 필요하다

아연은 세포 안으로 들어온 포도당을 에너지로 바꿀 때도 필요하다. 우리 몸에 아연이 충분히 있으면 3대 영양소는 활동에 필요한 에너지(체온과 기력)와 물, 이산화탄소로 바뀐다. 그렇지 못한 경우에는 불필요한 잔여물이 몸속에 쌓여 생활습관병의 원인이 되고 에너지가 충분히 생기지 않아서 몸이 나른해진다. 대표적인 증상이 공해병(公害病)으로 알려진 미나마타병과 이타이이타이병이다. 이는 수은·카드뮴이 몸속에 축적되어 일으키는 병이다.

우리 주변에도 유해 미네랄은 어느 정도 존재한다. 수은·카드뮴 같은 유해 미네랄이 우리 몸에 들어오면 간에서 만들어지는 해독 단백질은 그 몸체에 수은·카드뮴 등 유해 성분을 가둔다. 이런 단백질을 간에서 많이 만들수록 해독력이 강해진다. 그러므로 간의 해독력을 강하게 하려면 그 원료인 아연과 단백질을 충분히 섭취해야 한다.

참고로 말하면, 거의 모든 생명체는 해독 단백질을 지니고 있다.

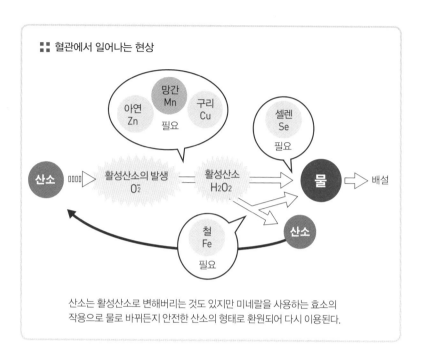

혈관에서 일어나는 현상

산소는 활성산소로 변해버리는 것도 있지만 미네랄을 사용하는 효소의
작용으로 물로 바뀌든지 안전한 산소의 형태로 환원되어 다시 이용된다.

바다에 서식하는 작은 조개를 비롯해 고래나 소에 이르는 모든 생
물에 이러한 단백질이 존재한다. 그러므로 해독 단백질 속에는 수
은·카드뮴 같은 해로운 미네랄이 들어 있는 게 당연하다. 음식을
먹을 때는 이 점에 주의해야 한다. 특히 오염된 토양이나 해양에
사는 동물과 어패류에는 많은 양의 유해 미네랄이 들어 있다. 편
식하지 않는 것은 물론이고, 균형 잡힌 식사를 하는 게 건강을 해
칠 위험을 줄이는 열쇠이다.

아연은 활성산소를 제거하는 항산화 효소에도 필요하다. 활성산

소는 아연과 같은 적합한 미네랄이 있으면 물로 바뀌어 안전하게 배설되지만, 혈당이 높으면 온몸의 혈관에서 활성산소를 발생시켜 염증을 유발한다. 활성산소는 몸속에 침입한 병원균을 죽이기도 하지만 우리 몸을 무차별적으로 손상시키기도 한다. 활성산소는 혈관 속에서 산화작용을 일으켜 살갗의 기미·주름과 귓불의 주름이 생기게 할 뿐만 아니라 혈관 벽도 파괴한다. 이렇게 상한 혈관 벽에는 이를 복구하고자 혈소판이 모여서 딱지가 생기는데 여기에 적혈구가 걸려들면 혈전이 된다. 혈당이 높은 사람은 혈관에 혈전이 생기기 쉬우므로 뇌졸중과 심근경색 같은 대혈관장애에 걸릴 위험을 늘 안고 있다.

이처럼 아연은 끊임없이 발생하는 활성산소를 제거하기 위해 건강한 사람에게도 없어서는 안 되는 미네랄이며, 당뇨병에 걸린 사람이라면 필수적으로 보충해야 하는 중요한 영양소라는 것을 잊어서는 안 된다.

아연이 부족해서
생기는 증상과 질병들

빈혈

아연이 부족하면 빈혈이 생긴다. 우리의 혈액은 빨간색을 띠고 있는데 이는 혈색소(헤모글로빈)의 색깔이 빨갛기 때문이다.

빈혈의 정도는 혈색소를 측정하면 알 수 있다. 흔히 빈혈이라고 하면 혈색소의 주성분인 철분이 부족한 게 아닌가 하고 생각하기 쉬운데 아연도 적혈구의 성분 중 하나이다. 아연이 모자라면 적혈구의 막이 물러져서 가느다란 혈관을 통과할 때 혈구가 파괴된다. 이때 혈구 속의 혈색소가 밖으로 새어나와 빈혈이 생기는 것이다.

참고로 말하자면, 빈혈을 개선하면 당뇨병 검사치인 HbA1c 수치를 크게 떨어뜨릴 수 있다. 당뇨병의 지표가 되는 HbA1c 수치는 적혈구의 혈색소에 어느 정도의 비율로 포도당이 결합하여 있는지를 백분율로 나타낸 것이다. 빈혈을 일으켜 분모가 작아지면 수치가 커지게 된다. 생활습관을 바꾸지 않더라도 빈혈을 개선하여 분모를 크게 하는 것만으로 검사치가 작아질 수 있다.

∷ 아연 부족은 빈혈을 부른다

아연이 모자라면

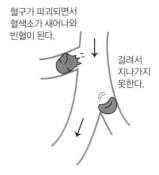

혈구가 파괴되면서
혈색소가 새어나와
빈혈이 된다.

걸려서
지나가지
못한다.

적혈구는 가느다란 혈관을 통과할 때
파괴되기 쉽다.

아연이 충분히 있으면

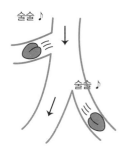

술술 ♪

술술 ♪

가느다란 혈관을 통과할 때도
적혈구가 쉽게 파괴되지 않는다.

　빈혈을 개선하려고 증혈제(增血劑)를 복용하기도 하는데 주의가
필요하다. 일반적으로는 혈색소의 주성분인 철분이 함유된 영양제
를 사용하는 사람이 많은데. 철과 아연은 인체에 흡수될 때 서로
경쟁하는 속성이 있다. 그래서 많은 양의 철분을 섭취하면 아연의
흡수량이 상대적으로 적어지기 쉽다. 빈혈을 하루 빨리 개선하고
싶은 마음에 한 종류의 영양소를 대량으로 섭취하는 것 역시 현명
하지 못하다. 적은 양으로도 흡수가 잘되는 방법을 궁리할 필요가
있다.

　같은 철분제여도 헴 철(heme iron: 헤모글로빈을 효소로 처리하고

분리해서 얻은 흑갈색의 분말 또는 과립. 냄새가 없거나 약간의 특유한 냄새가 있는 천연 철분 강화제)이 포함된 철분제는 비교적 위에 부담을 덜 준다.

알츠하이머성 치매(인지증)

우리 몸에 아연이 부족하면 뇌, 근육, 신장 등 아연의 저장고 구실을 하는 기관은 자체에서 아연을 배출한다. 그리고 그 조직은 쭈그러든다. 당뇨병 환자는 알츠하이머성 치매에 걸릴 확률이 정상인보다 3배나 높다고 하는데, 아연 부족이 그 원인일 수 있다고 본다.

지속적인 스트레스

우리 몸은 스트레스를 받으면 이에 대항하려고 스테로이드호르몬을 분비한다. 이는 스트레스로부터 자신을 보호하기 위한 호르몬이다.

그런데 스테로이드호르몬이 계속 분비되면 오히려 스트레스 상태가 지속된다. 이럴 때는 뇌가 스테로이드호르몬이 더 나오지 않도록 분비 스위치를 꺼야 할 필요가 있다. 이같이 뇌가 스테로이드호르몬의 분비를 억제할 때 필요한 미네랄도 아연이다. 따라서 아연이 부족하면 스트레스 상태가 지속되는 결과를 가져온다.

골다공증, 입꼬리염, 손톱 변형, 거친 피부, 건조한 모발

아연은 체내에서 단백질을 합성할 때 반드시 필요한 영양소이다. 그러므로 아연이 부족하면 단백질 합성이 잘되지 않아서 피부가 거칠어지거나 면도 후에 부스럼이 생기고, 구내염, 입꼬리염 등의 증상이 나타난다. 또한 머리카락이 부스스하여 정리가 잘되지 않거나 손톱이 변형되며, 얼굴이 푸석푸석해 보이기도 한다. 젊을 때보다 키가 상당히 작아졌다며 한숨짓는 사람들이 있는데, 이런 현상도 아연이 결핍되면 생길 수 있다.

이같이 미네랄은 미용과 노화 현상에 영향을 끼친다.

식욕 부진, 미각 이상

우리는 침으로 음식물을 녹이고 혀로 맛을 느낀다. 침의 성분은 단백질인데 이것의 합성에도 아연이 필요하다.

침으로 녹인 성분에서 맛을 느끼는 세포에도 아연이 많이 들어 있다. 아연이 모자라면 맛을 느낄 수가 없어서 미각에 이상이 생긴다. 미각은 음식의 맛뿐만 아니라 독소 등 위험을 감지하는 중요한 기능도 있다.

이처럼 우리의 생명을 지키는 중요한 부위에 아연이 많이 들어 있다.

암

당뇨병이 발병하면 암에 걸릴 확률도 높아지는데 이것도 아연 부족과 관계있다.

후쿠오카현 히사야마을의 주민은 연령과 직업이 평균적인 일본인과 같다고 하여 일본 국민의 축소판으로 알려져 있다. 이 읍의 주민들을 대상으로 질병의 역학조사를 실시하는 '히사야마읍 연구'의 과제 중에는 일본인이 걸리기 쉬운 위암과 당뇨병의 조사도 있었다. 이 조사 결과에 따르면 당뇨병 환자와 고혈당인 사람은 암에 걸릴 확률이 정상인보다 4.2배나 높다고 한다. 이 같은 결과의 원인을 분석하면 다음과 같다.

첫째, 면역력의 저하이다. 혈액 속의 백혈구는 몸에 침입한 병원균을 잡아먹거나 이물질을 공격하여 우리 몸을 보호한다. 당뇨병으로 혈당이 오르면 백혈구도 자체의 단백질에 포도당이 결합하는 탓에 변질되고 만다. 변질된 백혈구는 암세포를 제대로 방어할 수 없다. 게다가 고혈당인 사람은 체온이 낮아지기 쉬워서 면역세포도 힘을 제대로 발휘할 수 없게 된다. 체온이 높으면 면역세포의 작용이 활발해지지만 아연 등의 영양소가 부족하면 필요한 체온을 만들 수 없어 면역력이 떨어지고 만다.

둘째, 아연이 부족하면 유전자의 오작동이 일어나기 쉽다. 인체는 매일 오래된 세포에서 새로운 세포로 바뀐다. 이 과정에는 유전자가 정상적으로 복제되는 게 기본 전제인데 여기에도 아연이 필요하다.

아연이 부족하면 정상적으로 세포를 만들지 못하므로 면역세포의 작용이 저하되고 비정상 세포의 처리도 충분히 할 수 없다. 그래서 암과 당뇨병에 걸리기 쉬워지는 것이다.

아연을
효과적으로 보충하는 방법

　하루에 필요한 아연 섭취량은 성인의 경우 12~13mg(상한선은 30mg, 임신이나 수유 중일 때는 3mg을 더 섭취)인데, 실제 섭취량은 그에 훨씬 못 미치는 것으로 조사되었다. 그렇다면 우리는 어떤 식품을 통해서 아연을 보충할 수 있을까?

　아연은 채소 중에서도 콩과 같이 단백질이 풍부한 식품에 많이 들어 있다. 또한 어패류와 견과류에도 많이 포함되어 있으나 어느 쪽이든 한꺼번에 많이 섭취하는 것은 삼가야 한다. 가까운 바다에는 중금속이 흘러들어서 어패류의 생체 속에 농축되어 있을 수 있다. 그리고 견과류는 지방이 많아서 열량이 높으며 아연 흡수를 방해하는 물질도 함유하고 있다. 가장 중요한 것은 다양한 종류의 식품을 골고루 섭취하는 것이다. 그래도 부족하다면 보충제를 복용하자.

　조금 비싸더라도 천연의 영양 보충제가 효과적이다. 보충제 등으로 아연을 지나치게 많이 섭취한 나머지 이상 증세가 나타나는

86

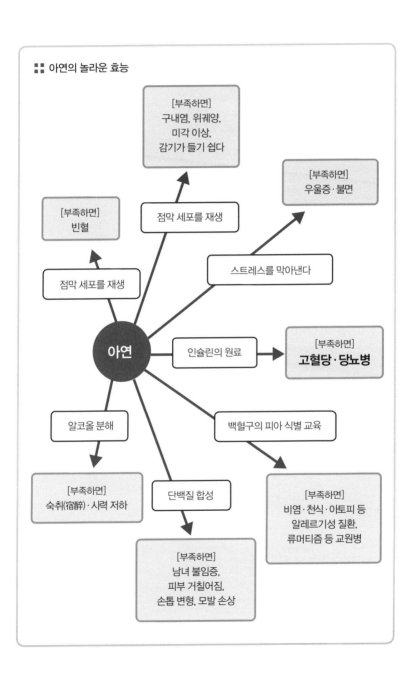

아연의 놀라운 효능

아연

점막 세포를 재생
[부족하면]
구내염, 위궤양,
미각 이상,
감기가 들기 쉽다

[부족하면]
빈혈

스트레스를 막아낸다
[부족하면]
우울증·불면

인슐린의 원료
[부족하면]
고혈당·당뇨병

알코올 분해
[부족하면]
숙취(宿醉)·시력 저하

단백질 합성
[부족하면]
남녀 불임증,
피부 거칠어짐,
손톱 변형, 모발 손상

백혈구의 피아 식별 교육
[부족하면]
비염·천식·아토피 등
알레르기성 질환,
류머티즘 등 교원병

▪▪ 식품 100g당 아연과 구리 함유량

식품	아연(mg)	구리(mg)
굴	13.2	0.89
멸치	7.2	0.39
코코아	7.0	3.8
돼지 살코기	6.9	0.99
소 뒷다리살	6.4	0.11
녹차가루	6.3	0.6
참깨	5.9	1.68
누에콩	4.6	1.2
닭 간(肝)	3.3	0.32

식품	아연(mg)	구리(mg)
통밀가루	3.0	0.42
국수	2.4	0.54
청국장	1.9	0.61
소라	2.2	0.39
풋콩	1.3	0.36
옥수수	1.0	0.1
가자미	0.8	0.03
두부	0.6	0.15

출처 : 2005년도 일본식품표준성분표

▪▪ 식품별 1회 섭취량에 따른 아연 함유량

식품	1회 양	아연 함량(mg)
굴	1개	6.0
소 뒷다리살	70g	2.9
돼지 살코기	70g	1.8
현미	200g	1.6
정백미	200g	1.2
우유	200cc	0.8
두유	200cc	0.6
두부	반 모	1.0
콩가루	10g	0.35
아몬드	5알	0.3

경우도 있다. 아연의 과다 섭취로 말미암아 미네랄의 균형이 깨져서 항산화 효소의 활성이 저하되기도 하고, 빈혈이 생기거나 인슐린의 분비가 줄어드는 일도 발생한다. 일시적으로는 두통·구역질·위통·설사 등의 증상이 나타나지만 아연 섭취를 중지하면 사라진다.

아연은 인슐린의 원료가 될 뿐만 아니라 활성산소를 제거하는 항산화 효소의 원료도 되므로 매우 중요하다. 하지만 너무 많이 섭취하면 몸에 필요한 활성산소까지 제거하게 되는 수도 있다. 그렇게 되면 반대로 인슐린의 분비가 저하된다.

아연, 철, 칼슘 등의 단일 미네랄만 많이 섭취하는 것도 역효과를 낳는다. 같은 종류의 미네랄이라는 점에서 유형이 서로 닮았기 때문에 장에서 흡수될 때 경쟁을 벌여서 다른 미네랄의 흡수를 방해하는 까닭이다. 아연을 섭취할 때는 식품이든 천연 영양 보충제든 셀렌, 크롬, 비타민B군, 마그네슘, 망간, 구리, 철 등의 비타민·미네랄을 함께 섭취하는 것이 가장 좋다.

우리 몸에 꼭 필요한 아연 이외의
비타민과 미네랄들

포도당이 대사 경로를 거쳐 에너지로 바뀌는 과정에는 아연 이외에도 많은 비타민·미네랄이 필요하다. 대표적인 것 몇 가지를 알아보자.

셀렌

한국인과 일본인의 당뇨병은 인슐린의 분비가 나빠지면서 시작된다. 셀렌은 양이 적은 인슐린을 효과적으로 작용하게 하여 고혈당 상태의 몸을 안전하게 지켜준다.

셀렌은 우선 인슐린이 빠르고 효과적으로 세포에 작용하게 돕는다. 그리고 포도당을 에너지로 바꿀 때, 활성산소를 제거할 때도 유용하게 작용한다.

당뇨병 환자이면서 흡연자이거나 비만한 사람에게 특히 필요한 미네랄이 셀렌이다. 그런데 주의할 점이 있다. 인슐린 주사를 맞는 사람은 인슐린의 작용이 빨라져서 도리어 저혈당을 일으킬 수 있기 때문이다.

아연과 마찬가지로 셀렌도 보충제로 과도하게 섭취하거나 셀렌만 장기간 섭취하면 역효과를 가져온다. 췌장이 인슐린을 분비할 때 필요한 활성산소마저 제거해 오히려 인슐린이 적게 분비되어서 증상이 나빠질 수 있다.

털게, 멍게, 가다랑어, 뱀장어, 삼치, 전갱이, 참치, 대구 알, 가리비, 멸치, 열빙어, 연어 알, 미꾸라지, 까나리, 바다참게, 꼴뚜기, 꽁치, 굴, 닭가슴살, 달걀 등에 많이 함유되어 있다.

크롬

크롬은 세포에 작용하는 인슐린의 기능을 개선하여 인슐린이 효과적으로 작용하도록 돕는 미네랄이다. 크롬은 당뇨병 경력이 오래되고 나이가 많을수록, 여성보다는 남성에게 부족하기 쉽다. 특히 비만한 사람이라면 반드시 보충해야 하는 미네랄이다.

살찐 사람의 지방세포에서는 인슐린의 작용을 방해하는 생리활성물질이 나온다. 환자가 인슐린 분비를 촉진하는 약을 먹었더라도 그 작용이 방해를 받으면 인슐린은 포도당을 세포 내로 들여보낼 수 없다.

맥주는 당뇨병에 나쁜 영향을 주지 않는다고 믿는 사람들이 많다. 알코올 도수가 낮고, 맥주 양조의 부산물인 효모에 크롬이 많이 들어 있다는 생각에서 그렇게 믿고 싶겠지만 사실과 다르다.

맥주는 이미 효모가 분리된 상태다. 다시 말해 크롬이 함유되어 있는 것은 맥주 찌꺼기까지이다. 양조 효모인 이 찌꺼기에는 미네랄이 많이 들어 있어서 애완동물들이 아주 좋아한다.

크롬이 중요하다고 해서 남용해서도 안 된다. 모든 종류의 크롬이 효과가 있는 것은 아니기 때문이다. 무기 크롬, 유기 크롬 등의 단독 미네랄은 우리 몸속에서는 쓰이지 않는다. 그러므로 단독 미네랄로 제조한 보충제가 아닌 천연물로서 크롬이 많이 함유된 식품을 섭취해야 한다.

크롬은 양조 효모, 붕장어, 톳, 가리비, 수박·호박 씨, 이탈리아의 파르마산 치즈, 소 뒷다리살, 통밀빵, 밀개떡, 곶감, 바지락, 참치, 가다랑어, 두부 등에 많이 함유되어 있다.

비타민B₁

장시간 눈을 사용하면 탄수화물 대사의 시동 장치인 비타민B₁이 소모된다. 탄수화물은 에너지로 바뀌기까지 3단계의 대사 경로를 거치는데, 비타민B₁이 모자라면 1단계도 통과하지 못한다. 이런 상태에서는 밥이나 빵을 먹더라도 탄수화물이 에너지로 바뀌지 못하고 젖산으로 변해버린다. 그리고 젖산은 체내의 특정 부위에 쌓여 어깨 결림이나 요통을 일으킨다. 눈을 혹사하는 생활 탓에 혈당이 오른 사람은 운동을 적절히 하면서 비타민B₁을 보충해야 한다.

비타민B$_1$은 싹튼 종자나 콩, 발아현미, 밀 싹, 고구마 순, 옥수수 싹, 양배추에 많이 들어 있다.

비타민B$_6$

당뇨병을 예방하려면 채소를 꼭 섭취해야 한다. 무리 없이 식사량을 줄일 수 있고 포만감도 느낄 수 있기 때문이다. 채소에 들어 있는 비타민B$_6$나 마그네슘은 인슐린을 분비하는 췌장을 보호한다.

비타민B$_6$는 신선한 채소에 많이 함유되어 있다. 비타민B$_6$가 부족하면 단백질 속에 들어 있는 필수아미노산인 트립토판의 대사작용이 원활해지지 않는다. 그 결과 췌장이 타격을 받아서 당뇨병에 걸리기 쉬워진다.

당뇨병에 걸려 쉽게 초조해하거나 불면에 시달리는 사람들이 꽤 있는데, 신경안정물질의 생성에 필요한 비타민B$_6$의 부족이 원인일 수 있다.

비타민B$_6$는 녹색 채소, 곡물, 해조류, 양배추 싹, 밀 싹, 해바라기 싹 등에 많이 들어 있다.

마그네슘

우리 몸에는 칼슘과 마그네슘이 일정한 비율로 존재한다. 뼛속에는 5:1, 조직 속에는 2:1로 존재하지만 오줌으로는 1:1의 비율로 배설된다. 당뇨병으로 혈당치가 200mg/dl 이상으로 오르면 오줌에 칼슘과 함께 마그네슘도 섞여 배설되므로 골다공증에 걸리기 쉽다.

혈액 속에 마그네슘이 부족해지면 뼛속에 저장된 것을 꺼내서 사용하게 되는데 그때 칼슘도 5:1의 비율로 빠져나온다. 이 때문에 남아돌게 되는 칼슘은 혈관의 내피세포에 파고들어 혈관을 수축시킨다. 이렇게 되면 혈압이 올라가고 동맥경화가 올 수 있다.

칼슘은 천연의 혈압 강하제라고 불리지만 일정한 비율의 마그네슘이 없으면 정상적으로 작용할 수 없다. 그러므로 짙은 녹황색 채소, 견과류, 종자류, 통곡물, 완두 등에 들어 있는 마그네슘을 섭취해야 한다.

망간·구리·철

고혈당이 되면 혈액 속의 포도당이 혈관의 내벽에 달라붙어 염증을 일으켜서 활성산소가 발생한다. 이 활성산소를 내버려두면 혈관이 손상되어 동맥경화의 진행이 빨라진다. 또한 작은 사고에도 혈관이 파열하여 심한 출혈을 일으키거나, 터진 곳을 보수하려다가 혈전이 생겨 경색을 일으키고 만다. 이를 방지하려면 활성산소를 제거하는 영양소인 아연·망간·구리·철·셀렌 등의 미네랄을 섭취해야 한다.

이 미네랄들은 대사작용을 통해 포도당을 에너지로 바꿀 때에도 필요한 영양소이다. 그래서 혈당치가 높은 사람은 이 미네랄들을 충분히 섭취해 혈당의 대사를 정상화하고, 고혈당으로 말미암아 혈관에 생긴 활성산소를 제거해야 한다.

망간은 주로 해조류, 민물조류, 과일에 많고, 구리는 싹 튼 견과류와 표고버섯, 영지버섯 등 면역력을 강화시키는 식물에 많이 들어 있다. 철은 병아리콩, 편두, 해조류, 녹황색 채소, 새싹 등에 많이 들어 있다.

단백질

비타민·미네랄이 필요하다고 채식만 고집해서는 곤란하다. 열량에 지나치게 신경을 쓴 나머지 육류와 생선·달걀·콩 등 단백질 식품을 충분히 섭취하지 않으면 원료인 아미노산이 부족하여 인슐린을 만들 수 없다.

식사 양을 줄이는 게 최선이 아니다. 영양소를 적절히 섭취하고 있는지 다시 살펴보는 게 우선이다.

인슐린의 분비 상태와 단백질의 부족 정도는 병원에서 측정하는 혈액검사의 알부민과 총단백질(total protein · TP) 수치로 확인할 수 있다.

건강한 삶 좋은 생활이야기

〈건강한 삶, 좋은 생활이야기〉는 건강 멘토 도시출판 전나무숲에서 그동안 출간한 도서들 가운데 독자들에게 큰 사랑을 받은 건강·의학 도서를 선정하여 재구성한 시리즈입니다. 이번 시리즈를 통해 가정에서 활용 가능한 유익한 건강 지식을 좀 더 쉽고 일목요연하게 만나보실 수 있습니다.

당뇨병, 약 없이 영양요법으로 끝낼 수 있다

초판 1쇄 발행 ∣ 2015년 10월 19일
초판 8쇄 발행 ∣ 2024년 2월 1일

지은이 ∣ 가사하라 도모코
옮긴이 ∣ 배영진
펴낸이 ∣ 강효림
펴낸곳 ∣ 도서출판 전나무숲 檜林
출판등록 ∣ 1994년 7월 15일·제10-1008호
주소 ∣ 10544 경기도 고양시 덕양구 으뜸로 130
위프라임트윈타워 810호
전화 ∣ 02-322-7128
팩스 ∣ 02-325-0944
홈페이지 ∣ www.firforest.co.kr
이메일 ∣ forest@firforest.co.kr

ISBN ∣ 978-89-97484-57-7 (14510)
ISBN ∣ 978-89-97484-43-0 (세트)